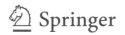

COGNITIVE CHANGES AFTER SURGERY
IN CLINICAL PRACTICE

术后认知功能改变
临床实践

主编　［英］安德鲁·塞文
主译　陈骏萍

U0200613

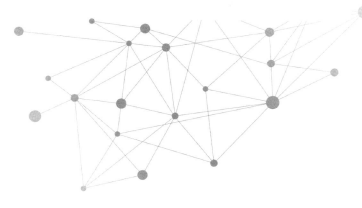

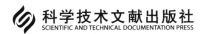

科学技术文献出版社
SCIENTIFIC AND TECHNICAL DOCUMENTATION PRESS

·北京·

图书在版编目（CIP）数据

术后认知功能改变临床实践 /（英）安德鲁·塞文（Andrew Severn）主编；陈骏萍主译. —北京：科学技术文献出版社，2020. 6

书名原文：Cognitive Changes after Surgery in Clinical Practice

ISBN 978-7-5189-6608-0

Ⅰ.①术… Ⅱ.①安… ②陈… Ⅲ.①外科手术—研究 Ⅳ.① R61

中国版本图书馆 CIP 数据核字（2020）第 049089 号

著作权合同登记号 图字：01-2019-6799

First published in English under the title

Cognitive Changes after Surgery in Clinical Practice

edited by Andrew Severn

Copyright © Springer International Publishing AG，part of Springer Nature，2018

This edition has been translated and published under licence from

Springer Nature Switzerland AG.

中文简体字版权专有权归科学技术文献出版社所有

术后认知功能改变临床实践

策划编辑：李 丹 责任编辑：李 丹 张 旭 责任校对：张永霞 责任出版：张志平

出 版 者	科学技术文献出版社
地 址	北京市复兴路15号 邮编100038
编 务 部	（010）58882938，58882087（传真）
发 行 部	（010）58882868，58882870（传真）
邮 购 部	（010）58882873
官 方 网 址	www.stdp.com.cn
发 行 者	科学技术文献出版社发行 全国各地新华书店经销
印 刷 者	北京地大彩印有限公司
版 次	2020 年 6 月第 1 版 2020 年 6 月第 1 次印刷
开 本	880×1230 1/32
字 数	73千
印 张	7.5 彩插2面
书 号	ISBN 978-7-5189-6608-0
定 价	108.00元

本系列参考书基于临床撰写，轻便实用。专为实习医师、初级保健医师、护理人员和医疗专业人员设计，便于其了解所涉及的每个主题。本书覆盖范围全面，书写简洁，可作为相关人员在特定医学领域的重要参考工具。

关于系列丛书的更多信息请浏览：http：//www.springer.com/series/13483.

《术后认知功能改变临床实践》
译　者

主　译：陈骏萍

译　者：陈　璋　李晓瑜　卢　波　孟　波

　　　　秦金玲　袁　桧　翟晓杰　蒋婧妍

　　　　王瑞春　季一勤

本书的顺利翻译得到了来自以下科技计划项目的帮助，特此致谢：

● 第二轮宁波市优秀中青年卫生技术人才培养工程

● 术后认知功能障碍老龄大鼠模型的构建与优化（浙江省基础公益研究计划项目，项目编号：2017C37126）

● 低教育水平老年患者术后认知功能障碍评估方法的建立（浙江省医药卫生科技计划项目，项目编号：2017KY137）

● 术后认知功能障碍智能评测系统的开发与应用（浙江省医药卫生科技计划项目，项目编号：2019PY013）

● MEMOR-it 筛查围术期神经认知障碍的试用分析（浙江省医药卫生科技计划项目，项目编号：2020PY023）

我希望将本书献给以下前辈，我称他们为老年病学领域的"大家"，很遗憾他们无法看到这本书的完结，在我职业生涯的各个阶段，他们是我前进的动力：

布莱恩·佩恩（1946—2012 年）：他是诺维奇市的一位老年医学顾问。1982 年，那时的我刚刚成为一名高级住院医师，有幸在他的指导下工作。他为人非常幽默，正是因为他的支持，我才得以在他管辖的病房里建立一个重症监护单元，也正是他促使我成为一名在各方面知识更加完备的麻醉医师。

杰德·罗（1954—2008 年）：他是伯明翰市的一位老年医学顾问。2002 年，在一届具有里程碑意义的老年麻醉协会大会上，他曾说道："这个协会的成立，有力地反击了

那些认为麻醉医师只是机器看护者的言论"。而这句话也成了该协会发展的精神准则。

格温·西摩（1949—2016 年）：他是亚伯丁市的一名老年医学教授。他自研究生时期，直至后来成为老年麻醉协会主席，一直是英国老年医学与麻醉学之间的纽带，为两者的持久合作奠定了基础。

安德鲁·塞文

英国兰开夏郡兰卡斯特
皇家兰卡斯特医院麻醉科

英文版序

在临床工作中，手术及麻醉后出现的认知功能障碍颇为常见。许多患者在术后出现了认知功能问题，临床多表现为术后谵妄（postoperative delirium，POD）或术后认知功能障碍（postoperative cognitive dysfunction，POCD），或两者兼有。此外，一些患者更担心手术是否会对认知功能产生远期影响。POD和POCD的病理生理学机制被认为是不同的，因为POD定义明确，临床表现为急性发作、持续时间短；而POCD的症状较轻，但持续时间较长[①]。人们曾认为POCD可以归入

---

① KRENK L，RASMUSSEN L S.Postoperative delirium and post-operative cognitive dysfunction in the elderly – what are the differences ？ Minerva Anestesiol，2011，77（7）：742–749.

创伤后应激障碍综合征，但是国际疾病分类（International Classification of Diseases-11th Revision，ICD-11）和第五版《精神障碍诊断和统计手册》（Diagnostic and Statistical Manual of Mental Disorders-5th Edition，DSM-5）编码系统中均没有将 POCD 视作一类疾病。POCD 这一临床症状被发现已有数十年，却仍然不能作为病历诊断编码中的独立疾病诊断，这相当出人意料。1955 年，《柳叶刀》杂志发表的一篇文章明确描述了老年患者麻醉后出现的大脑不良效应，随后的研究也多次证实了这种情况[1]。

术后认知功能研究的困难之一是其影响因素众多。医师不仅需要区分 POD 与 POCD，还必须判断 POD 的效应是暂时性还是永久性。许多患者在术后 6 周至 3 个月出

---

[1] BEDFORD P D.Adverse cerebral effects of anaesthesia on old people.Lancet，1955，266（6884）：259–264.

现短期的记忆丧失或注意力难以集中，而这种改变通常会随时间推移而减弱。然而，还有一些患者似乎在不同程度上表现为永久性的认知功能障碍，并且表现出越来越多的痴呆相关迹象。目前，尚不清楚这是麻醉手术导致的，还是术前已存在认知功能相关疾病，因麻醉手术而加剧显现。

本书阐述简洁，逻辑清晰，全面地解决了许多相关问题。尽管 POD 和 POCD 都可由麻醉手术引起，且关系密切，但医务人员应将二者分别对待。目前痴呆症已超过心脏病成为临床死亡的主要原因，因此我们必须充分重视其预防措施[1]，熟知痴呆相关的临床干预措施和药物。只要患者术后出现认知能力

---

① SELBIE D，NEWTON J.Health profile for England：telling a story about our health.Accessed on 7 Feb 2018 at https：//publichealthmatters.blog.gov.uk/2017/07/13/health-profile-for-england-telling-a-story-about-our-health/.

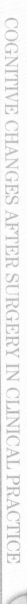

下降，无论术前认知状态及病因，患者和临床医师都需要给予足够重视。

若想要在痴呆症领域开展相关研究，拥有强大且可复制的认知功能评估工具是成功的关键之一。多年来，科学家们对该领域进行了大量研究，但一直存在两个问题：①个别研究的关注点相对狭窄；②因使用的评估策略不同，各研究间缺乏可比性。因此，不同研究间存在较大差异，如使用的评估量表、评估间隔时间、评估结果的统计方法及神经心理学障碍的定义方法均存在不同[1]。认知功能的评估，尤其是痴呆症患者的认知功能评估，对决定进行医学或社会干预的时机和评估结果的分析方法都至关重要。

众所周知，手术类型与患者术后结局存在相关性，特别是冠状动脉手术，这一相关

---

① RASMUSSEN L S，LARSEN K，HOUX P，et al.The assessment of post-opera-tive cognitive function. Acta Anaesthsiol Scand，2001，45（3）：275–289.

尤为显著。在临床工作中，冠状动脉旁路移植术应尽量减少使用体外循环，以降低脑部微栓塞的发生率，这显然是一个很好的临床转归，却并未降低患者术后 1 周和术后 3 个月 POCD 的发生率[①]。此外，一项基于非心脏手术的研究表明，约 75% 的患者术后并未出现认知功能下降；而发生认知功能下降的患者中，有 50% 影响轻微，有 20% 表现为认知功能严重下降（即总患者人数的 5%）[②]。另一项研究表明，60 岁以上老年人术后第一年发生长期认知功能问题的风险很高，令人担忧的是，POCD 患者本身就已面临增高的死亡风

[①] LIU Y H，WANG D X，LI L H，et al.The effects of cardiopulmonary bypass on the number of cerebral micro-emboli and the incidence of cognitive dysfunction after coronary artery bypass graft surgery.Anesth Analg，2009，109（4）：1013–1022.

[②] PRICE C C，GARVAN C W，MONK T G.Type and severity of cognitive decline in older adults after non-cardiac surgery.Anesthesiology，2008，108（1）：8–17.

险。手术后 3 个月发生 POCD 的独立危险因素包括高龄、低教育水平、无后遗症的脑血管意外史和出院时存在 POCD[①]。

基于以上现状，我们不仅要关注麻醉药物的选择，还应关注术后恢复相关的问题，如睡眠障碍和环境因素。及时识别炎症应激反应并使用多模式非阿片类药物进行疼痛管理，都能够对改善问题有所帮助[②]。然而，在痴呆研究领域，尤其是阿尔茨海默病，其关注点还包括其他因素，如基因问题，尤其是载脂蛋白（apolipoprotein，Apo）E_4 基因。

---

① MONK T G，WELDON B C，GARVAN C W，et al.Predictors of cognitive dys-function after major non-cardiac surgery.Anesthesiology，2001，108（1）：18-30.

② KRENK L，RASMUSSEN L S，KEHLET H.New insights into the pathophysiol-ogy of post-operative cognitive dysfunction.Acta Anaesthsiol Scand，2010，54（8）：951-956.

有趣的是，最近一项研究却发现术后认知功能缺陷与 $ApoE_4$ 无关，反而是类似于血管性轻度认知功能障碍[①]。这一发现或许支持另一个研究团队的结论，即在非心脏手术中监测麻醉深度和脑氧合情况可能有助于减少POCD 的发生，研究者认为这种保护性作用很可能比目前所知的其他保护因素的作用更为持久[②]。

总而言之，本书所涉及的是临床中一个相对被忽视的领域。随着人口老龄化加剧，越来越多的人需要手术。POCD 和 POD 的病

---

① ANCELIN M L，DE ROQUEFEUIL G，SCALI J，et al.Long-term post-operative cognitive decline in the elderly：the effects of anesthesiatype，apolipo-protein E genotype，and clinical antecedents.J Alzheimers Dis，2010，22：S105–S113.

② BALLARD C，JONES E，GAUGE N，et al.Optimised anaesthesia to reduce post-operative cognitive decline（POCD）in older patients undergoing elective surgery，a randomised controlled trial.PLoS One，2012，7（6）：e37410.

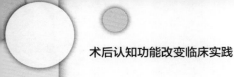

因是什么？如何将认知功能障碍的发生率降
至最低？如何优化手术和麻醉方式？获取更
多这些方面的信息是极为重要的。在将来，
临床医师会发现在治疗这些知情同意能力受
损的患者时将面临越来越多的困难。本书旨
在确定最新的最佳临床实践方式，并为外科
团队提供最佳的护理指导。希望本书能够协
助相关医务人员找到未来实践的宝贵方向。

克里斯托弗·赫金博瑟姆

英国兰卡斯特

中文版序

　　患者术后是否会发生认知功能的改变这一临床问题引起越来越多医务工作者，甚至手术患者的广泛关注，其担忧主要源自麻醉药物是否对脑功能产生长期不利影响。事实上，若细究该问题，需从两方面进行思考：一个是单纯麻醉药物是否对脑功能产生影响；另一个是"麻醉状态下经历手术"这一综合事件是否影响脑功能。关于第一个问题，在近代各种全身麻醉药物发明之初，已有众多学者关注于此，迄今为止，也已有大量研究探究各种麻醉药物在不同剂量、浓度和（或）不同暴露时间下对脑功能的影响。然而，全身麻醉药物是否会对神经发育产生影响仍未明确，除外大量动物基础研究，近年来，几项大型临床研究也正试图回答该问题，如 GAS（General Anaesthesia compared to Spinal Anesthesia）、PANDA（Pediatric Anesthesia Neurodevelopment Assessment）与 MASK（Mayo Anesthesia Safety in Kids）三项著名研究。关于第二个问题，麻醉手术后是否会发生认知功能改变则正是本书的关注点，即术后谵妄（postoperative delirium，POD）与术后认知功能障碍（postoperative cognitive dysfunction，POCD）。需说明的一点是，2018 年 11 月，在六大麻醉学知名期刊上刊载了一篇共识类文章，将术前和术后 12 个月内发生的，包含 POD 在内的所有围手术期认知功能改变统称为围手术期神经认知障碍（perioperative neurocognitive disorders，PND），不再采用术后认知功能障碍（POCD）这一名词。本书原著出版于该共识文章发表前，因此，对于本书中关于 POD 与 POCD 评测时间点、评估方法等内容，还需读者以该共识文章作为对照参考。

根据第五版《精神障碍诊断和统计手册》（Diagnostic and Statistical Manual of Mental Disorders-5th Edition，DSM-5），谵妄的核心临床表现为短时间内发生的意识水平改变或注意力异常。POD 则为患者经历麻醉手术后出现的谵妄，POD 具有明显的时间特点，多发生于术后 24~72 小时，然而，根据上述最新共识文章建议，苏醒期至术后 7 天或出院前所发生的谵妄均属于 POD。究其历史，早在 1887 年，Savage 等报道麻醉手术可致短暂的精神错乱（insanity）。至今，已有大量 POD 相关研究，但其具体发病机制仍不明确。然而，作为一种急性的、严重的术后认知功能紊乱，在临床实践中，POD 已具有较明确的评估诊断方法（CAM 量表）与防治措施。作为 "In Clinical Practice" 系列丛书之一，本书第五章与第六章分别从普通外科病房与 ICU 两方面，并从病理、病因、诊断、治疗、团队及人文等角度对 POD 进行了极其详尽的

COGNITIVE CHANGES AFTER SURGERY IN CLINICAL PRACTICE

阐述。其中相关内容可能具有较强的地域（英国）文化特色，读者可结合国内 POD 最新相关指南或共识进行阅读。

相比 POD，POCD 的概念较晚提出，1955 年，Bedford 等发现老年患者术后可表现为长期的轻度痴呆（dementia）；1993 年，丹麦学者 Moller 等提出"术后认知功能障碍"；1998 年，Moller 牵头的一项著名多国联合临床研究（International Study of Post-Operative Cognitive Dysfunction 1，ISPOCD 1）发表，该研究具有里程碑式意义，其规范了 POCD 临床研究的评估时间点、评估诊断方法等。在随后的 20 年里，POCD 相关研究大量涌现，然而，与其火热的研究相比，在临床工作中，POCD 并未被大多医务工作者所关注，也一直未被 DSM-5 收录。然而，POCD 并非一过性轻微认知功能损害，研究已证实其不仅显著降低患者术后日常生活能力，且增加远期死亡率。此外，POCD 在手术患者的

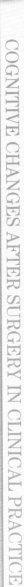

认知轨迹中可能存在"承上启下"的重要作用，体现在 POD 可增加 POCD 的发生率，而 POCD 患者则有一定概率进展为阿尔茨海默病（alzheimer's disease，AD）。POCD 的临床困境主要在于其评估与诊断方法，这也是痴呆相关研究领域一直存在的问题，由于语言、文化等因素影响，各种经典神经心理测量工具难以在不同国家地区间进行完全等价的翻译转换，加之评估时间、诊断方法等问题的不统一，进一步阻碍了 POCD 的"临床化"进程。本书第四章特别对认知功能的评估方法进行了详细介绍，对于本书所面向的外科系统医务工作者可能具有一定帮助。

随着世界人口老龄化，各国家地区退休年龄均在延迟，中老年人群正在成为各行业主力，相比躯体性损伤，认知功能损害会极大影响其工作能力；与此同时，随着医学技术的进步，老年手术患者也在逐年增加，而 POD 与 POCD 均好发于老年患者。POCD 发

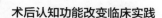

病率居高不下，不但使患者的 ICU 停留时间和住院时间延长，增加医疗费用，而且严重影响患者术后生活质量，甚至会导致患者术后一年死亡率升高。因此，临床工作中加强围手术期认知功能管理具有重大意义。针对该问题，本书提出了许多切实可行的临床建议及可能解决方法，值得相关医务人员仔细阅读。此外，本书还涉及对于认知功能受损患者实施临床干预时的道德与法律制度等问题，由于地区文化差异，某些内容可能并不适合我国国情，但是其详细缜密的制度设定对于我国未来医疗发展具有很好的参考意义。

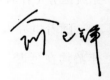

英文版前言

本书出版社曾于 2015 年联系过我，并初步拟定图书相关内容，但本书最终呈现的内容和最初的构想有所不同。起初，我以为所有与手术患者认知功能障碍有关问题的"科学状况"都可以被纳入本书。尽管我对此研究专题热情高涨，但我忽略了这样一个事实，即世界上许多领先的科学家和临床医师都在发表自己的数据，而我并没有全程参与。因此，本书最终展示的内容与当初设想的有很大不同，很可能比原来设想的要好。这本书展示了临床医师和非医疗人员在一所运作良好的医院中展开的一系列合作，共同应对术后认知功能的改变。作者们都非常积极地参与外科病房体弱老年患者的日常管理。本书的形式、主题和通篇长度应该可以使其成为病房藏书中有价值的辅助用书。

安德鲁·塞文

英国兰卡斯特

英文版作者

　　姬玛·奥尔康： 医学与外科学士，英国皇家内科医师学院成员，任职于苏格兰东南部地区，是老年医学和普通内科高级注册医师、爱丁堡大学医学院临床导师。其专业兴趣是围手术期虚弱老年患者的管理和防止二级医疗机构的不适当入院。目前正在爱丁堡大学从事研究并攻读硕士学位，她的研究内容为养老院人员紧急收治入医院的影响因素。

　　斯蒂芬·奥尔康： 麻醉学硕士，英国皇家内科医师学院成员，英国皇家麻醉学院院士，苏格兰东南部麻醉高级注册医师。本科毕业于牛津大学，在苏格兰和南非接受麻醉专业硕士研究生培训。其专业兴趣是围手术期医学与老年患者麻醉安全，尤其是认知功能

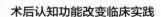

障碍患者管理。他已发表多篇与麻醉有关的各种主题文章，包括一篇对痴呆患者围手术期处理的综述。

塔马斯·巴科尼：欧洲重症医学博士，伦敦帝国理工学院国家卫生服务（National Health Service，NHS）信托机构的重症监护高级临床研究员。在匈牙利佩奇大学接受医学教育，在匈牙利接受麻醉和重症医学培训，后任职于英国。其专业兴趣是危重症患者的远期预后。

丹尼尔·布莱登：法学学士，现代语言硕士，英国皇家麻醉学院院士，重症医学研究员，自 2001 年起担任英国谢菲尔德地区重症医学和麻醉学的顾问医师，《英国麻醉杂志》（*BJA*）教育编辑，英国医学总会的专业助理评估员。曾担任皇家外科医师考试重症医学部分的首席考官和皇家外科医学院

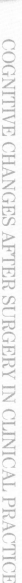

的国家重症监护导师及重症医学系考官，具有培训和考试背景。其临床和研究兴趣集中在重症医疗的临床决策和脆弱性评估。参编医学教科书 4 部，撰写了多册专业实践和决策方面的书籍及相关评论。2013 年，被大不列颠和爱尔兰麻醉师协会授予平克顿奖章。

克里斯托弗·赫金博瑟姆：理学硕士，文学硕士，哲学硕士，哲学博士，英国中央兰开夏大学精神卫生政策名誉教授，英国皇家公共卫生协会会员。曾担任多个英国 NHS 信托机构、卫生部门、国家精神卫生协会的首席执行官。在 20 世纪 80 年代，先后任职于汉普斯特德卫生局、雷德布里奇和沃尔瑟姆森林地区国防卫生局，后担任雷德布里奇和沃尔瑟姆森林地区家庭健康服务局主席。2008—2014 年担任兰开夏照护基金会信托基金的非执行董事。其最初的专业背景为物理学，后来接受了医学伦理和流行病学方面的培训。最近与凯伦·纽比金博士共同撰写了作品《健康与幸福》（2014 年）和四卷《公共卫生纲要》（2016 年），均为世哲出版公司收录。

安德鲁·拉纳： 医学博士，哲学博士，英国皇家内科医师学会成员，英国利物浦沃尔顿神经病学和神经外科中心、认知功能诊所的神经病学顾问医师。著有《神经心理神经学：神经疾病的神经认知障碍》（剑桥大学出版社，2013 年）和《短暂的全球性失忆症：从患者遭遇到临床神经科学》（Springer，2017 年），参编《认知筛查工具：实用方法》（Springer，2017 年）。

夏恩·奥汉隆： 法学学士，爱尔兰皇家内科医师学会成员，都柏林圣文森特大学医院的老年医学和普通内科顾问医师，都柏林大学兼职助理教授，英国老年病学会

的名誉秘书。曾接受外科老年病学方面的培训，在皇家伯克郡 NHS 基金会信托机构的外科病房工作，为老年人提供围手术期护理。对识别和减少术后谵妄的方法特别感兴趣，曾在多个国家和国际会议上受邀发表演讲，其中包括大不列颠和爱尔兰麻醉医师协会（Association of Anaesthetists of Great Britain and Ireland，AAGBI）年会、外科手术老年患者积极护理协会、欧洲泌尿外科协会和丁格尔围手术期会议。

瓦莱丽·佩奇：英国皇家麻醉学院院士，重症医学系研究员，沃特福德总医院麻醉和重症监护的顾问医师，欧洲谵妄协会委员会成员，帝国理工学院和赫特福德大学的荣誉高级临床讲师，英国重症监护病房谵妄临床领导者，制订谵妄研究核心成果集国际倡议的关键成员。在曼彻斯特接受培训，亲自参与临床实践，曾担任以机械通气患者为研究对象的两项谵妄干预性、随机对照试验（沃特福德综合医院）的首席研究员，还是许多原创研究论文、评论、社论的作者，著有临床手册《谵妄与危重症》（第 2 版，剑桥医学出版社，2015 年）。

加里·雷克罗夫特： 法学硕士，兰卡斯特约瑟夫·琼斯有限责任公司高级合伙人，英国国家心智能力论坛领导小组成员，临终关怀论坛（慈善机构——安养英国的一部分）主席。1991—1994 年在曼彻斯特大学攻读法律，1994—1995 年在切斯特法律学院（现为法学院）获得法律实践研究生学位，于 1998 年获得律师证书。在其职业生涯中，专注于私人客户法、遗嘱、信托、遗嘱认证、遗嘱争议和心智能力。担任律商联讯集团出版物《遗产管理人》"慈善机构作为受益人"一章的作者。他定期演讲、撰写关于心智能力法案和预立医疗自主计划的文章。在电视上，他是 BBC1 消费者事务

节目 *Rip Off Britain* 的常驻法律专家，经常出现在电台和纸媒上。

安德鲁·塞文：英国皇家麻醉学院院士，兰卡斯特麻醉顾问医师。曾参与英国皇家麻醉医师学院关于老年患者围手术期管理的课程开发，于 2007—2009 年担任该学院在线学习课程的委托编辑。2000—2011 年，作为老年麻醉协会的理事会成员组织了 3 次年会。其成果有：1988 发表在《英国麻醉杂志》上的帕金森病综述、老年医学教科书和老年麻醉专科教科书的若干章节。最近处于半退休状态，在兰卡斯特医学院教授生理学课程、指导基于问题学习（PBL）的教学工作。

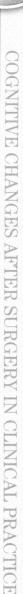

COGNITIVE CHANGES AFTER SURGERY IN CLINICAL PRACTICE

中文版主译

陈骏萍，教授、主任医师、博士研究生导师，现任中国科学院大学宁波华美医院麻醉疼痛诊疗中心主任。

现任中国医师协会麻醉学医师分会委员、中国心胸血管麻醉学会胸科麻醉分会常务委员、中国心胸血管麻醉学会舒适化医疗分会副主任委员、中华医学会麻醉学分会输血与血液保护学组和临床麻醉质量管理学组委员、中国研究型医院学会麻醉学专业委员会委员、浙江省医学会麻醉学分会副主任委员、浙江省医师协会麻醉学医师分会副会长、浙江省医学会疼痛学分会常务委员、宁波市医学会常务理事、宁波市医学会麻醉学分会主任委员等。担任 *Anesthesia and Analgesia*

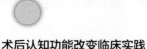

（中文版）、《中华麻醉学杂志》《中华医学杂志》《浙江医学》《现代实用医学》等杂志编委。

陈骏萍教授长期从事麻醉与疼痛的临床、教学与相关学术研究工作，在术后认知功能障碍、疼痛、情绪等研究领域积累了多项研究成果。培养硕士研究生 16 名。主持参与 18 项省市级课题，主编专著 6 部。发表论文 50 余篇，其中 SCI 收录 12 篇。多次获得浙江省、宁波市科学技术奖，荣获"宁波市第二轮优秀中青年卫生技术人才"、全国住院医师规范化培训"优秀专业基地主任"、宁波市卫生行业"优秀共产党员"等多种称号。

目　录

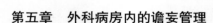

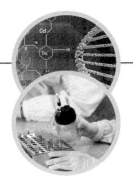

DEMENTIA AND
THE HEALTH OF
THE NATION

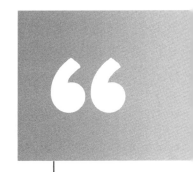

第一章
痴呆与国民健康

安德鲁·拉纳

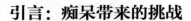

COGNITIVE CHANGES AFTER SURGERY IN CLINICAL PRACTICE

引言：痴呆带来的挑战

1906 年 11 月，在图宾根举办的第 34 届德国西南精神病学家会议上，阿洛伊斯·阿尔茨海默博士做了题为"关于大脑皮层的特殊疾病过程"的演讲，首次公开了其患者奥卡斯特的临床表现及神经病理学发现[1]，然而现场听众并未发表评论，也没有提出任何问题。1910 年，埃米尔·克雷佩林在出版的第 8 版《精神病学》教科书中以"阿尔茨海默病"（Alzheimer's disease，AD）命名该疾病。1912 年，所罗门·卡特·福勒首次以英语发表了一例痴呆案例[2]。至此，"阿尔茨海默病"仍被视为一种非常罕见的老年痴呆症。事实上，直到 20 世纪 60—70 年代，在英国的汤姆林森、罗斯[3] 和美国的罗伯特·卡茨曼[4]的工作基础上，人们才将"老年痴呆症"与"阿尔茨海默病"画上等号，该疾病的患病率、发病率和死亡率也才开始为世人关注。从那时起，AD 才得以从一个以人名命名的罕见疾

病转变为具有社会、经济及政治影响的重大疾病[5]。

年龄增长被认为是 AD 和其他神经退行性痴呆症发展的重要（不可改变）危险因素，因此，痴呆的患病率将随人口老龄化的加剧而升高。近年来，在痴呆患病率和发病率，特别是 AD 的流行病学研究方面，学者们投入了大量的研究工作。这些研究大多表明疾病导致的负担日益加重，预计在未来几十年，全世界的 AD 患者人数将急剧增加[6~8]。痴呆患者人数的剧增，不仅会增加患者的家庭负担，还会增加医疗支出，进而对整个社会的发展产生重大影响[7, 9]。

例如，2010 年的一项全球疾病成本研究显示，"基本案例模型"计算出的痴呆花费为一年 6040 亿美元，相当于世界第十八大经济体（介于土耳其和印度尼西亚之间）的国民经济产值，比当时世界上最大的公司沃尔玛、埃克森美孚的收入还要高。在高收入国家，痴呆

COGNITIVE CHANGES AFTER SURGERY IN CLINICAL PRACTICE

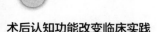

症的患病率为 46%，其负担占总医疗支出的89%，主要为社会保障的直接成本；而在中低收入国家，痴呆症患病率为 54%，其支出占总医疗费用的 11%，主要为非正式保健费用[9]。这些数据表明，行动刻不容缓。如果考虑到许多社区中的痴呆症病例仍未被发现（23 项荟萃分析显示，未被发现的痴呆病例比率竟高达61.7%）[10]，就更有必要立即行动。

由于目前缺乏有效的痴呆症治疗方法，其流行病学形势更加严峻。虽然胆碱酯酶抑制剂（多奈哌齐、利瓦斯替明、加兰他明）和美金刚胺在许多国家都已被批准用于 AD症状的治疗，但这些药物的效应因人而异，程度也仅仅是中度疗效，目前尚无证据表明药物对疾病有显著疗效。目前，许多实验性药物疗法大多是基于 AD 的"淀粉样蛋白"发病机制假说，尽管最初在 AD 动物模型中取得了令人鼓舞的发现，但这些疗法最终均未能应用于临床。

尽管有可能发现有效的疾病修饰疗法来治疗痴呆症，但在目前的医疗背景下，传统的"反应性"疾病管理模式（即患者表现出症状后，医师再进行评估、诊断和治疗）似乎还不够。今后，我们需要采取更积极主动的措施：在目前看来，预防性措施似乎是更可行的办法。近年来，这也成为痴呆领域的新兴课题[11, 12]。这种预防性措施需要在医疗管理方法上作出重大改变，如有必要，甚至需要进行政治干预。

痴呆症的痴呆前与临床前阶段

在这种背景下，值得注意的是，痴呆症是一个疾病过程而不是一个事件，除了极少数可能影响认知功能相关脑部结构的"关键部位梗死性痴呆"。例如，对携带确定突变基因个体的早发性 AD 病例的研究发现，在出现认知功能改变临床症状之前的多年，大脑就已经发生相应变化[13, 14]。症状前或临床前阶段之后是痴呆前期或前驱期（杜布瓦等的命名法[15]）；痴呆前期以前被描述为"轻度认知功能损害（mild cognitive impairment，MCI）"，并根据神经心理学表型进一步分类为遗忘型 MCI、单一的非记忆认知域损害型 MCI 及多认知域损害型 MCI。然而，一些权威学者更倾向于诊断为"前驱性 AD"或早期 AD，这些命名主要基于 AD 相关"生物学标志物"，这些"生物学标志物"可通过放射学或生物化学方法进行检测（表 1.1），并已纳入 AD 诊断标准[16]。

除 AD 外的其他痴呆症也有痴呆前期症状，如帕金森病性痴呆 / 路易体痴呆、血管性痴呆、额颞叶痴呆[17~19]的症状前或临床前阶段。因此，痴呆症存在一个可能持续数十年的发病窗口期，在该窗口期采取相关干预措施可能会减缓甚至停止痴呆症的进展，从而推迟发病，甚至不出现痴呆症的临床表现。

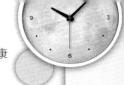

表 1.1 AD 所有阶段的生物标志物

诊断标志物（淀粉样蛋白或 tau 蛋白的特异性病理改变）
脑脊液：
β 淀粉样蛋白 1-42（A β 1-42）降低
总 tau 蛋白或磷酸化 tau 蛋白升高
淀粉样蛋白正电子发射断层扫描成像（淀粉样蛋白 PET 扫描）：
A β 1-42 沉积
[开发中：淀粉样蛋白正电子发射计算机断层扫描（tau 蛋白 PET 扫描）：tau 蛋白沉积 [1]]
进展期标记（下游标记，缺乏病理特异性）
氟脱氧葡萄糖正电子发射计算机断层扫描（FDG-PET 扫描）[2]：
皮质代谢减退，尤其是颞顶叶
磁共振（magnetic resonance，MR）成像：
内侧颞叶皮质和海马萎缩

注：1. 淀粉样蛋白正电子发射计算机断层显像（positron emission tomography，PET）示 tau 蛋白沉积，正在开发中；2. 氟脱氧葡萄糖正电子发射计算机断层扫描（fluorodeoxyglucose positron emission tomography，FDG-PET）。

预防：个体风险预测

目前，除了具有早发性 AD 家族史的罕

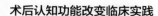

见病例外（其遗传模式与常染色体显性疾病相一致），尚无法对 AD 进行准确且个性化预测。目前已明确有 3 种基因的突变与早发家族性 AD 相关（表 1.2）：淀粉样蛋白前体蛋白基因（amyloid precursor protein，*APP*）、早老素基因（presenilin，*PSEN*）1 和 2。如果已明确一个或多个受影响的家庭成员中存在致病突变，则可考虑使用预测模型（此模型最早在亨廷顿病中开发），即在有风险的个体中（存在 AD 风险但无症状的个体[15]）进行遗传咨询和预测性测试（按此顺序进行）。对家族性额颞叶痴呆也可采取类似方法。需要强调的是，此类病例仅占所有痴呆症患者的一小部分，而且对于这些预测性诊断为痴呆的病例，目前也尚无有效治疗方法。因此，面对这种得知自己将不可避免发生痴呆但却又无能为力的现状，一些痴呆高风险人群并不愿意接受相关预测性检测。

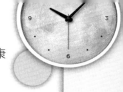

表 1.2　AD 的遗传因素

性质	早发家族性 AD 为常染色体显性疾病，编码以下蛋白的基因中明确存在突变
以下蛋白基因的突变与 AD 有关	*APP*
	PSEN1
	PSEN2

除了确定性的基因突变外，研究人员还发现了许多遗传易感因素，尽管这些因素本身并不足以引起 AD。其中，最广为人知的是 *ApoE* 基因。*ApoE* 的一种基因型 ε4 能增加 AD 风险，而另一种基因型 ε2 则能降低其风险。通过全基因组关联筛选（genome wide association study，GWAS）对数千名痴呆患者及正常对照组进行检测，可以发现更多的 AD 相关遗传风险因子 [20, 21]。

GWAS 研究已获得大量数据，这些数据允许遗传信息与临床和实验室信息相匹配，并且可依此构建用于个体风险预测的流行病学框架。例如，最近的一项研究 [21] 构建了晚发性 AD 的"多基因风险评分（polygenic hazard score，PHS）"，这是用于痴呆预测的最常见形式，其中 33 种单核苷酸多态性（single nucleotide polymorphisms，SNPs）可以增加正常人群发生痴呆的遗传风险，其中包括 *ApoE* 基因的两种变体。通过对独立患者样本进行复制研究，PHS 成功地将个体分为不同的风险层。使用 PHS 预测的 AD 发病年龄与实际发病年龄密切相关。同样，PHS 也能准确预测 AD 进展为神经病理学表现的时间。正是因为 PHS 预测的发病率与实际 AD 进展情况密切相关，因此可以将个体遗传谱与年龄转化为发病率。换言之，可以将患 AD 风险的个体差异量化为基因型与年龄的函数。此外，PHS 与脑脊液 Aβ1-42 降低、总 tau 蛋白升高显著相关，并且与神经放射学检查中内侧颞叶体积缩小也有明显相关 [22]。

　　由此可知，PHS 或是将来基于 PHS 进一步研发的各种仪器，将会对 AD 具有多方

面影响[22, 23]。其可用于估算患者一生中 AD 风险的个体差异，并计算出 AD 的发病率。这些信息可以用于患者个人的未来规划，也可以在 AD 研究领域扩大预防与治疗组的患者队列（之前的临床试验未成功的原因是试验中使用的年龄匹配对照组的 AD 患病风险高）。

此外，脑功能紊乱的"生物预测"理念成为近来一种新兴趋势，其对"功能紊乱"这一医学概念进行了重新定义，该理念拒绝旧的二元或分类表达（功能紊乱/正常），而更倾向于使用基于当前和未来危害风险的功能障碍概率模型。使用这种方法的部分原因还在于一些生物标志物不能完全用于临床诊断分类。马修·鲍姆探讨了生物伦理学问题，并提出了"概率性功能障碍"这一模型，该模型将功能障碍的概念转化为随时间变化的概率图，根据曲线下面积可以区分自限性障碍与远期低概率伤害性障碍。此外，"风险

COGNITIVE CHANGES AFTER SURGERY IN CLINICAL PRACTICE

条带"则是根据概率曲线以确定相关干预措施或策略的必要性[24]。PHS 也可被视为这样的概率函数，用于判断个体患 AD 的风险[23]。

预防：人群筛查

尽管近年来基因检测的成本显著下降，但基因分型和风险预测所需的高度复杂方法仍难以扩大到全民普及水平。因此，我们有必要探索其他用于识别痴呆早期阶段或个体痴呆风险的策略及可能改变疾病进程的干预方法。预防老年痴呆症需要特定形式的筛查过程，其有效性还需进一步考虑。

近 50 年前，疾病筛查的经典标准由世界卫生组织（World Health Organization，WHO）主持发表（表 1.3）[25]，此外，也有其他机构开发并发布了筛查计划的准则和标准。例如，英国国家筛选委员会的指南和标准（https：//www.gov.uk/government/groups/uk-national-screening-committee-uk-nsc）。

表 1.3　WHO 疾病筛查标准

所筛查的疾病 / 病症应是一个重要的公共卫生问题
疾病应该有一个可识别的潜在或前驱阶段
充分了解该病的自然历史
有治疗方法，且在症状早期比症状后期应用的效果更好
应进行适当的检测或检查以检出该疾病，检测或检查须具有合理的敏感性和特异性
这项测试应该被大众所接受
卫生保健系统应该有能力和政策来做疾病检测、处理相应的后果
发现病例所需的费用，包括诊断和确诊患者的治疗费用，应与整个医疗保健的开支维持经济上的平衡
发现病例应该是一个持续的过程，而不是"一劳永逸"的行为

　　在上述标准中，有些是针对痴呆症的，如陈述痴呆症的重大经济成本影响[5~9]，以强调公共卫生的重要性。同样明确的是，大多数形式痴呆的自然病史包括前驱 / 临床前阶段，疾病演变在出现痴呆临床表现的数年前就已经发生了[13, 14, 17~19]。但是，许多其他筛查标准并不（尚未）满足痴呆症的诊断需求。对于症状前 / 临床前阶段的患者，相关药物

疗法均未被证实有效（与较晚阶段相比较而言）。

目前，尚不肯定医疗保健系统是否有能力推出相关政策进行痴呆筛查并处理其后果，也不清楚包括诊断和治疗在内的病例筛查成本在经济上是否能在整体上与医疗保健支出达到平衡[26]。

政府不愿意开展群体筛查是可以理解的，特别是没有合理敏感性和特异性的检测或检查方法（存在出现大量假阳性或假阴性诊断的风险）[27, 28]。目前，已有不少认知筛查工具[29]。起初这些筛查工具都是纸笔式测试，现在出现了越来越多的在线测试工具，包括网络应用程序，在将来都可用于患者自我评估。然而，这些认知筛查工具也存在公认的缺点，如敏感性过高导致过多假阳性病例，特异性过高又可导致许多假阴性诊断，而且敏感性和特异性的保证都需要付出成本，包括情感上和金钱上。此外，这些筛查工具是否可以减少公认的"痴呆症诊断差距"，是

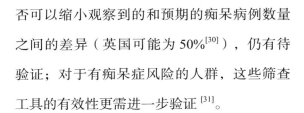

否可以缩小观察到的和预期的痴呆病例数量之间的差异（英国可能为 50%[30]），仍有待验证；对于有痴呆症风险的人群，这些筛查工具的有效性更需进一步验证[31]。

手术患者痴呆与认知功能损害

目前已经明确了许多 AD 的危险因素，这些因素可作为针对手术人群的有效筛查和干预基础。这些危险因素包括血管性因素（如中年高血压、高胆固醇血症）和糖尿病。这些血管危险因素均提示 AD 发病机制可能与脑血管相关，神经病理学证据显示，AD 与血管性痴呆之间存在重叠，表明这些神经病理学变化通常为连续性而非单一的某个状态[32]。PET 成像扫描发现，淀粉样蛋白沉积是 AD 的生物标志物之一，其研究显示淀粉样蛋白沉积与传统的心血管危险因素密切相关[33]。这些发现提出了一种可能性：对于心血管疾病患者，其痴呆（AD 和血管性痴呆）的可改变危险因素有可能被逆转，甚至在初级保健水平就有可能实现。而对于已确认的中年血管危险因素，如高血压和高胆固醇血症，我们已经预先建立了预测痴呆的风险评分（图 1.1）[34]。

除外以上危险因素，也有人质疑手术的应激反应是否会影响远期的认知功能。术后谵妄与认知功能衰退的加速相关，谵妄越严重，术后认知能力下降的幅度越大[35]。手术还可以"揭露"已经存在但临床上未确诊的神经退行性疾病，并给人以"急性发作"的印象[36]。

英国国家健康与保健卓越研究所（The UK National Institute for Health and Care Excellence，NICE）于 2015 年 10 月发布了一项指南，提醒我们应关注痴呆症的预防，并提出了促进健康生活方式的建议，如戒烟、锻炼身体、减少饮酒、健康饮食、保持健康的体重[37]。目前一些初步证据表明英国痴呆症的总患病率和发病率有所下降[38, 39]，原因可能是血管危险因

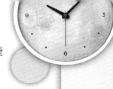

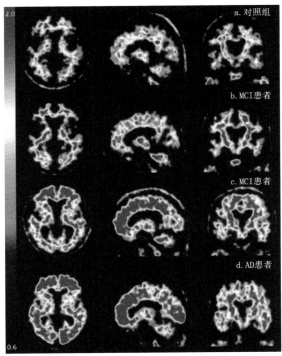

图1.1　淀粉样蛋白(^{18}F florbetapir)PET 成像，从左到右依次显示矢状和冠状脑显像。正常对照组 a 和 MCI 患者 b 的扫描结果显示为阴性；另一名 MCI 患者 c 和阿尔茨海默病患者 d 的扫描结果显示为阳性（彩图见彩插 1）

[许可转载：*Eur J Nucl Med Mol Imaging*，2012，39（4）：621-631.doi：10.1007/s00259-011-2021-8. Epub 2012 Jan 18.]

素的预防和治疗得到了改善，也可能是出于其他原因，目前尚不清楚[39]。要回答这些问题可能需要进一步的纵向流行病学研究，而这些研究既耗时又耗资，在得出明确的答案之前，将上述提及的干预措施作为保护大脑健康的措施似乎也合乎道理[40, 41]。有人认为，这种"上游一级预防"对减少晚期痴呆发病和脑功能障碍的效果最好[39]。

结论

随着世界人口老龄化的加剧，早期痴呆症患者的增加可能会超过现有的保健和社会医疗服务的负荷。我们应重视痴呆发病的干预措施。然而，目前尚无任何干预措施可以明确降低个人或人群的痴呆发病风险。尽管如此，一些已经明确的危险因素，如中年高血压、高胆固醇血症和糖尿病，都表明针对性的有力筛查政策可能会带来长期收益。对高风险个体进行基于年龄和基因型的概率

函数预测并干预，也许可以保证成本效益。

痴呆症患者的预防干预是一个公共卫生问题，而其解决方案需要政策上和临床上的决心和行动。至此，令人感到鼓舞的是，尽管目前仍缺乏一定的资金支持，这个问题已得到了英国政府资助和总理的支持[42~44]，还有来自国际社会（G8 国家）[45] 的资助。AD 的社会问题需要多方面的长期努力和资金支持，以确保痴呆症得到最优化管理，并保证所有人群的大脑健康。

致谢

感谢劳伦·弗拉塔利亚博士对本手稿的批评性评论。

参考文献

[1] ALZHEIMER A.Über eine eigenartige Erkrankung der Hirnrinde.Allgemeine Zeitschrift fur Psychiatrie und Psychisch–Gerichtlich Medizine，1907，64：146−148.

[2] FULLER S C.Alzheimer's disease（senium praecox）: the report of a case and review of published cases.J Nerv Ment Dis，1912，39: 440-455，536-557.

[3] BLESSED G，TOMLINSON BE，ROTH M.The association between quantitative measures of dementia and of senile change in the cerebral grey matter of elderly subjects.Br J Psychiatry，1968，114: 797-811.

[4] KATZMAN R.Editorial: the prevalence and malignancy of Alzheimer disease.A major killer. Arch Neurol，1976，33: 217-218.

[5] WORLD HEALTH ORGANIZATION.Dementia: a public health priority.Geneva: World Health Organization，2012.

[6] FERRI C P，PRINCE M，BRAYNE C，et al.Global prevalence of dementia: a Delphi consensus study.Lancet，2005，366: 2112-2117.

[7] ALZHEIMER'S SOCIETY，DEMENTIA U

K.A report into the prevalence and cost of dementia prepared by the Personal Social Services Research Unit（PSSRU）at the London School of Economics and the Institute of Psychiatry at King's College London, for the Alzheimer's Society.London：Alzheimer's Society, 2007.

[8] PRINCE M, BRYCE R, ALBANESE E, et al.The global prevalence of dementia：a systematic review and metaanalysis.Alzheimers Dement, 2013, 9：63-75, e2.

[9] PRINCE M, WIMO A, GUERCHET M, et al.World Alzheimer report 2015.The global impact of dementia.An analysis of prevalence, incidence, cost and trends.London：Alzheimer's Disease International, 2015.

[10] LANG L, CLIFFORD A, WEI L, et al.Prevalence and determinants of undetected dementia in the community：a systematic literature review and a meta-analysis.BMJ Open, 2017, 7（2）：e011146.

COGNITIVE CHANGES AFTER SURGERY IN CLINICAL PRACTICE

[11] PRINCE M, ALBANESE E, GUERCHET M, et al.World Alzheimer report 2014.Dementia and risk reduction.An analysis of protective and modifiable factors.London: Alzheimer's Disease International, 2014.

[12] KOSTOFF R N, ZHANG Y, MA J, et al.Prevention and reversal of Alzheimer's Disease: Georgia Institute of Technology, 2017, PDF. https: //smartech.gatech.edu/handle/1853/56646.

[13] AMIEVA H, JACQMIN-GADDA H, ORGOGOZO J M, et al.The 9 year cognitive decline before dementia of the Alzheimer type: a prospective population-based study.Brain, 2005, 128: 1093-1101.

[14] JACK C R J R, KNOPMAN D S, JAGUST W J, et al.Tracking pathophysiological processes in Alzheimer's disease: an updated hypothetical model of dynamic biomarkers.Lancet Neurol, 2013, 12: 207-216.

［15］DUBOIS B，FELDMAN H H，JACOVA C，et al.Revising the definition of Alzheimer's disease：a new lexicon.Lancet Neurol，2010，9：1118-1127.

［16］DUBOIS B，FELDMAN H H，JACOVA C，et al.Advancing research diagnostic criteria for Alzheimer's disease：the IWG-2 criteria.Lancet Neurol，2014，13：614-629[Erratum Lancet Neurol，2014，13：757.

［17］LITVAN I，GOLDMAN J G，TROSTER A I，et al.Diagnostic criteria for mild cognitive impairment in Parkinson's disease：Movement Disorder Society task force guidelines.Mov Disord，2012，27：349-356.

［18］GORELICK P B，SCUTERI A，BLACK S E，et al.Vascular contributions to cognitive impairment and dementia：a statement for healthcare professionals from the American Heart Association/American Stroke Association.Stroke，2011，42：2672-2713.

[19] DE MENDONÇA A, RIBEIRO F, GUERREIRO M, et al.Frontotemporal mild cognitive impairment.J Alzheimers Dis, 2004, 6: 1-9.

[20] BERTRAM L, TANZI R E.Genome-wide association studies in Alzheimer's disease.Hum Mol Genet, 2009, 18: R137-R145.

[21] CUYVERS E, SLEEGERS K.Genetic variations underlying Alzheimer's disease: evidence from genome-wide association studies and beyond. Lancet Neurol, 2016, 15: 857-868.

[22] DESIKAN R S, FAN C C, WANG Y, et al. Genetic assessment of age-associated Alzheimer disease risk: development and validation of a polygenic hazard score.PLoS Med, 2017, 14 (3): e1002258.https: //doi.org/10.1371/journal.pmed.1002258.

[23] LARNER A J, BRACEWELL R M.Predicting Alzheimer's disease: a polygenic hazard score.J R Coll Physicians Edinb, 2017, 47: 151-152.

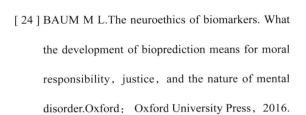

[24] BAUM M L.The neuroethics of biomarkers. What the development of bioprediction means for moral responsibility，justice，and the nature of mental disorder.Oxford：Oxford University Press，2016.

[25] WILSON J M G，JUNGNER G.Principles and practice of screening for disease.Public health paper no 34.Geneva：World Health Organisation，1968.

[26] LARNER A J.Introduction to cognitive screening instruments：rationale and desiderata.In：Larner AJ.Cognitive screening instruments.A practical approach. 2nd ed.London：Springer，2017：3-13.

[27] BRUNET M D，MCCARTNEY H，HEATH I，et al.There is no evidence base for proposed dementia screening.BMJ，2012，345：e8588.

[28] PHILIPS E，WALTERS A，BIJU M，et al. Population-based screening for dementia：controversy and current status.Prog Neurol Psychiatry，2016，20（1）：6-9.

[29] LARNER A J.Cognitive screening instruments. A practical approach.2nd ed.London： Springer, 2017.

[30] ALZHEIMER'S SOCIETY.Mapping the Dementia Gap.Progress on improving diagnosis of dementia 2011-2012.London： Alzheimer's Society, 2012：2013.

[31] CAGLIARINI A M, PRICE H L, LIVEMORE S T, et al.Will use of the Six-Item Cognitive Impairment Test help to close the dementia diagnosis gap ? Aging Health, 2013, 9：563-566.

[32] SCHNEIDER J A, AGGARWAL N T, BARNES L, et al.The neuropathology of older persons with and without dementia from community versus clinic cohorts. J Alzheimers Dis, 2009, 18：691-701.

[33] GOTTESMAN R F, SCHNEIDER A L, ZHOU Y, et al.Association between midlife vascular risk factors and estimated brain amyloid deposition. JAMA, 2017, 317：1443-1450.

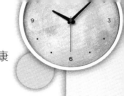

[34] KIVIPELTO M, NGANDU T, LAATIKAINEN T, et al.Risk score for the prediction of dementia in 20 years among middle aged people: a longitudinal, population-based study.Lancet Neurol, 2006: 5: 735-741.

[35] VASUNILASHORN S M, FONG T G, ALBUQUERQUE A, et al. Delirium severity post-surgery and its relationship with long-term cognitive decline in a cohort of patients without dementia.J Alzheimers Dis, 2017, 61: 347-358.

[36] LARNER A J. "Dementia unmasked": atypical, acute aphasic, presentations of neurodegenerative dementing disease.Clin Neurol Neurosurg, 2005: 108: 8-10.

[37] NATIONAL INSTITUTE FOR HEALTH AND CARE EXCELLENCE.Dementia, disability and frailty in later life-mid-life approaches to delay or prevent onset.London: NICE, 2015.NICE

COGNITIVE CHANGES AFTER SURGERY IN CLINICAL PRACTICE

guidelines[NG16].https: //www.nice.org.uk/guidance/ng16.

[38] MATTHEWS F E, STEPHAN B C, ROBINSON L, et al. A two decade dementia incidence comparison from the cognitive function and ageing studies Ⅰ and Ⅱ.Nat Commun, 2016, 7: 11398.

[39] WU Y T, FRATIGLIONI L, MATTHEWS F E, et al.Dementia in western Europe: epidemiological evidence and implications for policy making. Lancet Neurol, 2016, 15: 116-124.

[40] BENNETT D A.Banking against Alzheimer's.Sci Am Mind, 2016, 27 (4): 28-37.

[41] NORTHEY J M, CHERBUIN N, PUMPA K L, et al.Exercise interventions for cognitive function in adults older than 50: a systematic review with meta-analysis.Br J Sports Med, 2018, 52: 154-160.

[42] DEPARTMENT OF HEALTH.Living well with dementia: a National Dementia Strategy. London: Department of Health, 2009.

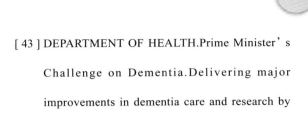

[43] DEPARTMENT OF HEALTH.Prime Minister's Challenge on Dementia.Delivering major improvements in dementia care and research by 2015.London：Department of Health，2012.

[44] DEPARTMENT OF HEALTH.Prime Minister's Challenge on Dementia 2020.London：Department of Health，2015.

[45] DEPARTMENT OF HEALTH.G8 dementia summit declaration.London：Department of Health，2013，https//www.gov.uk/government/publications/g8-dementia-summit-agreements/g8-dementia-summit-declaration.

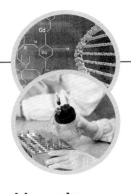

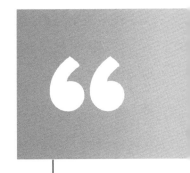

DEMENTIA: THE
CONDUCT OF
ANAESTHESIA

第二章
痴呆：麻醉对其影响

斯蒂芬·奥尔康、姬玛·奥尔康

COGNITIVE CHANGES AFTER SURGERY IN CLINICAL PRACTICE

引言

几十年来，尽管已知麻醉及手术会对认知功能造成各种损害[1]，但麻醉用药在其中的作用仍不明确。我们对痴呆的病理生理学知之甚少无疑是原因之一。此外，研究人脑组织在伦理和实践上都存在困难，因此这方面研究必须依赖于动物和人类的细胞培养。这些研究虽然很有用，但在人体生理学和药效动力学方面仍是不完美模型，特别是研究对象是大脑这一极其复杂且知之甚少的器官。此外，学术界对术后认知功能障碍的理解和分类尚未完全统一。苏醒期谵妄、术后 POD、术后 POCD 和新发痴呆、神经认知功能障碍之间的关系目前仍不清楚。

由于麻醉医师在围手术期会被要求保护大脑功能脆弱患者的安全，本章将概述循证评估方式以评估麻醉医师所用药物和技术的风险和益处。心脏手术，特别是特定的心脏

手术相关风险因素对 POCD 的独特影响已经得到充分证明 [2]，尽管本章讨论的药物大多与心脏手术相关，但在本章中并不会对心脏手术做单独的讨论。本章将按照患者接受麻醉的过程，依次就术前药物、麻醉过程、疼痛和恶心的管理做讨论。

术前评估

麻醉医师可通过麻醉门诊或术前访视了解患者的认知状态及在用药物，若发现患者使用治疗痴呆的药物，如利凡斯的明、多奈哌齐和加兰他敏时，需要特别注意。这些药物均是乙酰胆碱酯酶抑制剂，因此可能与神经肌肉阻滞药（neuromuscular blocking agents，NMBAs）及其逆转剂——抗胆碱酯酶药物相互作用 [3~6]。关于术前是否应停用这类药物，各方意见不一。一项大型回顾性研究将髋部骨折患者中服用这些药物的患者与未服药的患者进行比较，发现手术后的结局并无差异[7]。另外，突然停用这类药物可能导致严重的认知和非认知问题（如麻痹性肠梗阻）[8, 9]。因此，基于现有证据的实用方法是在整个围手术期继续用药，但也要就潜在的药物相互作用做好准备。

老年人同时服用多种药物是导致其发生认知功能障碍的主要原因[10]，因此，麻醉医师都希望尽可能通过咨询专业的老年医学科医师或有经验的药剂师，以了解围手术期其他潜在的药物相互作用。Beers 标准[11]是美国老年病学会制订的老年人不恰当用药列表[12]，在这个列表中的许多药物都存在直接抗胆碱能作用，而痴呆的病理生理学和中枢胆碱能传递有着不可避免的联系，因此医师应避免使用具有显著抗胆碱能作用的药物。此外，使用抗胆碱能认知负荷量表（如麦哲伦量表）可以帮助识别使用药物抗胆碱能作用不良反应的程度[13]。

痴呆患者术后认知和非认知不良结局的

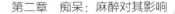
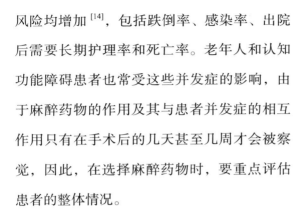

风险均增加[14]，包括跌倒率、感染率、出院后需要长期护理率和死亡率。老年人和认知功能障碍患者也常受这些并发症的影响，由于麻醉药物的作用及其与患者并发症的相互作用只有在手术后的几天甚至几周才会被察觉，因此，在选择麻醉药物时，要重点评估患者的整体情况。

术前用药

由于苯二氮䓬类药物会增加术后POD、POCD和跌倒发生的可能性，因此不建议常规使用[11, 12, 15, 16]。然而，认知功能减退的患者（尤其是严重认知功能障碍患者）在麻醉时的陌生环境下可能会出现痛苦、焦虑和激动的情绪[17]，这些情绪本身就可能增加POD的发生，因此上述建议还需要根据临床具体情况判断。这种选择在少数情况下是有益的，如意识混乱的老年患者需要镇静状态下实施区域麻醉，麻醉医师

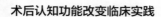

应选择最低剂量的短效药物，如丙泊芬、阿芬太尼，若需使用咪达唑仑，应缓慢滴定至满意效果。

幸运的是，目前临床上已很少使用抗胆碱能药物作为术前用药：叔胺类莨菪碱即阿托品，其作用是抑制中枢和外周胆碱能的介导，因此极易导致认知状态恶化。具有季铵结构的药物，如格隆溴铵则不直接影响中枢神经系统，作为术前用药时其选择性的抗胆碱能作用（如减少气道分泌物）是有益的[18]。

区域麻醉

与全身麻醉相比，区域麻醉在有认知功能障碍风险人群中改善患者术后结局的证据较弱[16, 19, 20]，但也有许多明确证据表明，我们没有发现区域麻醉的益处或害处是因为存在混淆变量。区域麻醉的优势是可以改善术后活动度，减少术后阿片类药物用量，但是这种优势在一些情况下可能

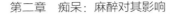

会被减弱，此外，在有认知功能障碍风险人群的研究中，并非所有区域麻醉都控制了镇静的深度，这导致接受深度镇静的区域麻醉、接受全身麻醉及区域、镇静复合麻醉的人群队列之间缺乏明确的区别，而后者被认为是等同于全身麻醉且已经被证明会增加 POD 发生的风险[21]。

一项脊柱手术中的随机对照研究比较了不同麻醉方式对遗忘型轻度认知功能障碍（amnestic mild cognitive impairment，aMCI）的临床进展及与阿尔茨海默病相关脑脊液（cerebrospinal fluid，CSF）标志物的影响，发现全凭静脉麻醉（total intravenous anaesthesia，TIVA）与硬膜外麻醉患者结果相似[22]。且所有患者均与在相同时间点进行测试的非手术对照患者进行了比较，结果发现接受吸入麻醉的患者在术后 2 年的认知功能损害程度显著加重（尚未发展至阿尔茨海默病），且与痴呆发展相关的 CSF 标志物水

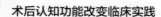

平也较其他组增加。因此，在具有术后认知功能障碍风险的人群中选择区域麻醉的风险可能等同于 TIVA，但是优于吸入麻醉。然而，在没有使用镇静剂的情况下，对已存在明显认知功能障碍的患者进行区域麻醉是相对不切实际的，这严重阻碍了区域麻醉在已确诊痴呆患者中的应用。

麻醉诱导

丙泊酚和硫喷妥钠对中枢乙酰胆碱（acetylcholine，ACh）受体均无显著活性[16, 23]，也不会干扰动物模型中淀粉样蛋白前体蛋白（amyloid precursor protein，APP）的代谢[24]，因此可以安全用于痴呆人群的麻醉诱导。目前，对已存在认知功能障碍的患者丙泊酚的诱导剂量如何调整尚存争议，因为研究发现简易智力状态检查量表（mini mental state examination，MMSE）评分较低的患者需要的诱导剂量也较低[25]，但其降幅

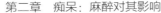
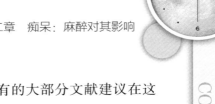

很难准确预测。现有的大部分文献建议在这种情况下调整老年患者的常规诱导剂量（如体弱老年患者剂量可减少 50%，并降低输注速度）。

替代诱导药物有依托咪酯和氯胺酮，但阐述这些药物对术后认知功能影响的相关研究较少，尤其是氯胺酮仍存在争议。有趣的是，有研究发现氯胺酮可减少心脏手术后 POD 的发生 [26]，但该效果未得到一致的认可 [27]。众所周知，氯胺酮易导致幻觉及噩梦，一些学者认为其增加了 POD 的发生风险 [28, 29] 并建议避免使用此药。然而，这一建议仍然是基于"专家意见"，而无任何试验数据作为依据，我们期待未来能够有评估非体外循环情况下氯胺酮与术后认知功能障碍之间关系的大规模试验。由于丙泊酚和硫喷妥钠均可安全用于麻醉诱导，因此不建议使用上述替代药物，除非存在明确利大于弊的情况。

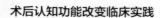

神经肌肉接头阻滞药，无论是去极化或非去极化肌松药，如琥珀胆碱、阿曲库铵、罗库溴铵和维库溴铵，均通过结合乙酰胆碱受体起作用，因此其活性可能受到治疗痴呆的抗胆碱酯酶药物的影响，琥珀胆碱和米库氯铵的代谢也可能受到影响，导致其阻滞时间延长[4]。长期以来，Ⅱ相阻滞被认为是过时的定义，临床中很少观察到该现象，并且重复或过量给予琥珀胆碱导致长时间阻滞的不良反应也鲜为人知。如今Ⅱ相阻滞已成为使用去极化肌松药的实际问题，因为在使用抗胆碱酯酶药治疗痴呆症的患者中，即使没有使用琥珀胆碱，而是使用非去极化肌松药后给予新斯的明也会出现该现象[5]。相反，可预测的是，如果不使用新斯的明，这些抗胆碱酯酶药对非去极化肌松剂具有拮抗性[6]。

因此，长期服用抗胆碱酯酶药的患者，可给予常规剂量的琥珀胆碱，同时应考虑增

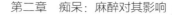

加非去极化肌松药的用量，特别是在计划使用罗库溴铵进行快速诱导插管时[16]。若患者正在服用抗胆碱酯酶药且需要使用肌松药，则必须行神经肌肉刺激器监测以便量化潜在不可预测的药物反应[20]。舒更葡糖钠（Sugammadex）是一种改良的 γ-环糊精，是用于逆转氨基甾体类肌松剂（罗库溴铵或维库溴铵）阻滞作用的新药。舒更葡糖钠特异性地与罗库溴铵或维库溴铵结合，其具有的 3D 结构（具有疏水内腔的管状分子）通过疏水作用捕获肌松剂分子，可将其从作用位点（即神经肌肉接头）中移除，并以剂量依赖的方式迅速逆转其肌松的作用。使用舒更葡糖钠逆转神经肌肉阻滞可能非常适合长期服用抗胆碱酯酶药的患者群体，因此便无须使用新斯的明，故无任何潜在的药物相互作用。同样，如果正在接受药物治疗的痴呆患者需要快速诱导，罗库溴铵和具有逆转作用的舒更葡糖钠的组合可能是最安全的策

COGNITIVE CHANGES AFTER SURGERY IN CLINICAL PRACTICE

略，因为其还可以消除与琥珀胆碱相互作用的风险 [20]。

麻醉维持

吸入麻醉药是否会加快 POCD 或 POD 的进展，以及各药物对认知功能影响的强弱，一直以来颇有争议。与 TIVA 相比，吸入麻醉一直与较差的术后认知结局相关，包括 POCD 发病率增加 [30]、POD 严重程度增加 [31] 和轻度遗忘性认知功能障碍进展 [22]。尽管与挥发性麻醉药一起使用的笑气可能对中枢胆碱能系统有影响，但并未发现笑气引起上述并发症 [32]。

目前对于吸入麻醉药的一些研究，都是为了明确哪种挥发性药物在有认知功能障碍风险的人群中是最有用、最无害的。然而，很多研究通常基于不同的细胞生物标志物，而这些细胞生物标志物的临床意义尚未确定，导致许多研究结果相互矛盾。一些作者推荐使用地氟烷来代替较早的、更易溶于水

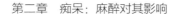

的药物，如异氟醚和七氟醚。在许多临床研究中，地氟烷与较好的预后相关，如促进更快的早期恢复、更早活动和更高的患者满意度[28, 33]。暴露于异氟烷会导致人类脑脊液中生物标志物 A β 40 增加，而在地氟烷中则无此发现[34]。实验室研究表明暴露于异氟醚会对神经元产生有害影响，如含半胱氨酸的天冬氨酸蛋白水解酶（caspase）活化和活性氧生成，但在地氟烷中未检测到此影响[35]。因此，地氟烷似乎是合理的选择。

TIVA 的临床结局似乎优于挥发性麻醉药，这可能是由于 TIVA 避免了挥发性麻醉药导致的神经元有害变化及丙泊酚的抗感染作用抵消了手术损伤。另一些临床证据可能支持后一种理论：与接受挥发性麻醉药的对照组相比，接受 TIVA 麻醉的患者白细胞介素（interleukin，IL）-6、皮质醇和儿茶酚胺水平均降低[39, 40]。不过这些特定研究未能证明这些变化与认知功能改善的结局有关。

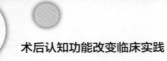

COGNITIVE CHANGES AFTER SURGERY IN CLINICAL PRACTICE

无论麻醉深度是采用最低肺泡浓度（minimum alveolar concentration, MAC）值估算，还是用脑电图数据，如脑电双频指数（bispectral index, BIS）测量，麻醉药的剂量可能也会影响认知结果。然而，当认知功能减退的患者接受麻醉，其麻醉药物用量并非按照常规的根据年龄增长去预测，其用药量究竟以什么样的规律发生改变，目前仍不得而知[25, 41]。显然，较深的麻醉和较大的麻醉药用量会增加 POD 和 POCD 发生的可能性，如果使用 BIS 适当地标定麻醉深度，则可以减少这些问题的发生[21, 36~38, 42~44]。

这些结论已经在多个对照试验中得到证实，不过荟萃分析显示 BIS 监测可能是降低 POD 发生率最有用的指标之一。在图 2.1 中，森林图描绘了在一系列外科手术背景下进行 BIS 监测的几项试验的结果，并清楚地展示了 POD 发生率的降低。

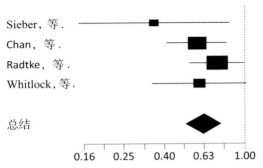

图 2.1　随机对照研究的 Meta 分析，评估术中 BIS 指导下的麻醉与替代方法相比（即常规护理或替代方案）术后谵妄的发生率。优势比＜ 1 支持 BIS 指导 [21, 36–38]

（许可转载：Whitlock 等，2014[36]）

镇痛及止吐药

有效的疼痛管理是预防 POD 的重要因素 [45]，因此应采用适当的多模式策略来改善术后镇痛。这里可以采用上文所提及的区域阻滞技术，并及时考虑多模式镇痛。阿片类药物镇痛是大多数外科镇痛策略的主要方式，并且在该人群中不是禁忌，但是应该慎用，而且要定期重新评估。"小剂量开始和缓慢给药"是推荐的阿片类药物给药方法，这可以降低无意中用药过量的风险，但须特别注意药物剂量不足会导致疼痛控制欠佳，从而增加谵妄风险。应避免使用哌替啶和曲马多，因为两者都与 POD 有关[46, 47]，而芬太尼、吗啡和羟考酮被认为是安全的。

应谨慎使用辅助镇痛药，如可乐定和非甾体抗感染药（nonsteroidal anti-inflammatory drugs，NSAIDs）。静脉注射可乐定对认知功能有一定的积极影响，尽管在荟萃分析中未显示其预防 POD 的作用，但是已经在减少重症监护患者的谵妄发生方面显示出应用前景[48]。然而，作为中枢性降压药，其可能与全身麻醉协同引起严重的低血压，从而对脑灌注产生不利影响。值得注意的是，由于其存在症状性心动过缓和直立性低血压的风险，Beers 标准[11] 强烈建议不要将其作为一线抗高血压药物。不过，在适当的情况下，谨慎的滴定可能会降低患者对阿片类药物的

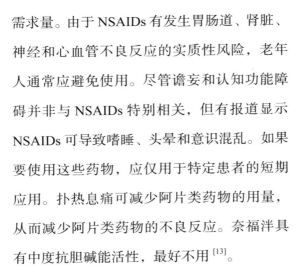

需求量。由于 NSAIDs 有发生胃肠道、肾脏、神经和心血管不良反应的实质性风险，老年人通常应避免使用。尽管谵妄和认知功能障碍并非与 NSAIDs 特别相关，但有报道显示 NSAIDs 可导致嗜睡、头晕和意识混乱。如果要使用这些药物，应仅用于特定患者的短期应用。扑热息痛可减少阿片类药物的用量，从而减少阿片类药物的不良反应。奈福泮具有中度抗胆碱能活性，最好不用[13]。

右美托咪定是一种具有镇痛、抑制腺体分泌和镇静作用的高度特异性 α_2 受体激动药，术中使用右美托咪定是一项相对较新的应用，需要进一步研究。在重症监护室，其用于治疗和预防谵妄已有较为广泛的研究[49, 50]，但有关其在手术室内使用的证据目前还很有限。已发表的一些小型研究显示，关于右美托咪定预防术后不良认知结局的结果参差不齐，而较大的随机试验又未能证明其有任何益处[51]。右美托咪定通过减少挥发性麻醉药和阿片类药物的用量，并通过抗焦虑和抗感染作用改善术后认知功能，这一假设似乎是合理的，但尚未经过证实，而且就目前的证据而言，在此无法推荐其在这方面的应用。

术后恶心呕吐（postoperative nausea and vomiting，PONV）的发生率随着年龄的增长而降低，因此，比起年轻人，许多有认知功能障碍风险的患者在同样的手术后发生PONV 的概率要小得多[52]。尽管如此，应评估此类患者 PONV 发生的风险并对高危患者进行适当的预防。一些止吐药具有明显的抗胆碱能作用，包括苯甲嗪、丙氯拉嗪和甲氧氯普胺[11]，这些药都应该避免使用。昂丹司琼和小剂量地塞米松被认为是安全的，在老年人中可以广泛使用。

结论

尽管仍有重要的研究领域有待探索，但与 20 世纪 50 年代首次描述麻醉后不良

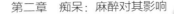

认知结果时相比，循证的围手术期药物治疗方法已在我们掌握之中。从广义上讲，理想麻醉策略的核心原则包括避免使用已知的谵妄相关药物（如苯二氮䓬类药物、阿托品和曲马多），使用短效药物，采用以丙泊酚为基础的麻醉及有效的多模式镇痛。从预防谵妄的危险性并发症和长期认知功能缺陷加重的角度来看，这些相同的原则适用于已知或怀疑已存在认知功能障碍患者的整体管理。

参考文献

[1] BEDFORD P D.Adverse cerebral effects of anaesthesia on old people.Lancet，1955，2：259-263.

[2] VAN HARTEN A E，SCHEEREN T W L，ABSALOM A R.A review of postoperative cognitive dysfunction and neuroinflammation associated with cardiac surgery and anaesthesia.Anaesthesia，2012，67：280-293.

[3] CROWE S, COLLINS L.Suxamethonium and donepezil: a cause of prolonged paralysis. Anesthesiology, 2003, 98（2）: 574-575.

[4] BHARDWAJ A, DHARMAVARAM S, WADHAWAN S, et al.Donepezil: a cause of inadequate muscle relaxation and prolonged neuromuscular recovery.J Anaesthesiol Clin Pharmacol, 2011, 27（2）: 247-248.

[5] SPRUNG J, CASTELLANI W J, SRINIVASAN V, et al.The effects of donepezil and neostigmine in a patient with unusual pseudocholinesterase activity.Anesth Analg, 1998, 87（5）: 1203-1205.

[6] PAUTOLA L, REINIKAINEN M.Donepezil/ Rocuronium bromide interaction.Reactions Weekly, 2012, 1423（1）: 21.

[7] SEITZ D P, GILL S S, GRUNEIR A, et al.Effects of cholinesterase inhibitors on postoperative outcomes of older adults with

dementia undergoing hip fracture surgery.Am J Geriatr Psychiatry，2011，19（9）：803−813.

［8］BIDZAN L，BIDZAN M.Withdrawal syndrome after donepezil cessation in a patient with dementia. Neurol Sci，2012，33（6）：1459−1461.

［9］OKAZAKI T，FURUKAWA K.Paralytic ileus after discontinuation of cholinesterase inhibitor.J Am Geriatr Soc，2006，54（10）：1620−1621.

［10］SIEBER F E， BARNETT S R.Preventing postoperative complications in the elderly. Anesthesiol Clin，2011，29（1）：83−97.

［11］AMERICAN GERIATRICS SOCIETY BEERS CRITERIA UPDATE EXPERT PANEL.American Geriatrics Society 2015 updated beers criteria for potentially inappropriate medication use in older adults.J Am Geriatr Soc，2015，63（11）： 2227−2246.https：//onlinelibrary.wiley.com/doi/ epdf/10.1111/jgs.13702.

［12］KAPOOR M.Alzheimer's disease，anaesthesia

and the cholinergic system.J Anesthesiol Clin Pharmacol, 2011, 27（2）: 155-158.

［13］SALAHUDEEN M S, DUFFULL S B, NISHTALA P S.Anticholinergic burden quantified by anticholinergic risk scales and adverse outcomes in older people: a systematic review.BMC Geriatr, 2015, 15: 31.https: //doi.org/10.1186/s12877-015-0029-9.

［14］SEITZ D P, GILL S S, GRUNEIR A, et al. Effects of dementia on postoperative outcomes of older adults with hip fractures: a population-based study.J Am Med Dir Assoc, 2014, 15（5）: 334-341.

［15］ARORA S S, GOOCH J L, GARCIA P S. Postoperative cognitive dysfunction, Alzheimer's disease, and anaesthesia.Int J Neurosci, 2014, 124（4）: 236-242.

［16］FUNDER K S, STEINMETZ J, RASMUSSEN L S.Anesthesia for the patient with dementia.J Alz

Dis, 2010, 22（S3）: 129-134.

[17] VERBORGH C.Anesthesia in patients with dementia.Curr Opin Anaesthesiol, 2004, 17（3）: 277-283.

[18] BURTON D A, NICHOLSON G, HALL G M.Anaesthesia in patients with neurodegenerative conditions: special considerations.Drugs Aging, 2004, 21（4）: 229-242.

[19] WU C L, HSU W, RICHMAN J M, et al.Postoperative cognitive function as an outcome of regional anesthesia and analgesia.RAPM, 2004, 29（3）: 257-268.

[20] FUNDER K S, STEINMETZ J, RASMUSSEN L S.Anaesthesia for the patient with dementia undergoing outpatient surgery.Curr Opin Anaesthesiol, 2009, 22（6）: 712-717.

[21] SIEBER F E, ZAKRIYA K J, GOTTSCHALK A, et al.Sedation depth during spinal anesthesia and the development of postoperative delirium

COGNITIVE CHANGES AFTER SURGERY IN CLINICAL PRACTICE

in elderly patients undergoing hip fracture repair. Mayo Clin Proc, 2010, 85（1）: 18-26.

[22] LIU Y, PAN M, MA Y, et al.Inhaled sevoflurane may promote progression of amnestic mild cognitive impairment: a prospective, randomized parallel-group study.Am J Med Sci, 2013, 345（5）: 355-360.

[23] PRATICO C, QUATTRONE D, LUCENT T, et al.Drugs of anesthesia acting on central cholinergic system may cause post-operative cognitive dysfunction and delirium.Med Hypoth, 2005, 65（5）: 972-982.

[24] PALOTAS M, PALOTAS A, BJELIK A, et al. Effect of general anesthetics on amyloid precursor protein and mRNA levels in the rat brain. Neurochem Res, 2005, 30（8）: 1021-1026.

[25] ERDOGAN M A, DEMIRBILEK S, ERDIL F, et al.The effects of cognitive impairment on anaesthetic requirement in the elderly.Eur J

Anesthesiol，2012，29（7）：326-331.

[26] HUDETZ J A，PATTERSON K M，IQBAL Z，et al.Ketamine attenuates delirium after cardiac surgery with cardiopulmonary bypass.J Cardiothorac Vasc Anesth，2009，23：651-657.

[27] BILOTTA F，GELB A W，STAZI E，et al.Pharmacological perioperative neuroprotection: a qualitative review of randomized controlled trials.Br J Anaesth，2013，110（S1）：113-120.

[28] RUDRA A，CHATTERJEE S，SENGUPTA S. Alzheimer's disease and anaesthesia.J Anaesthesiol Clin Pharm，2007，23（4）：357-364.

[29] MALINOVSKY J M，HAMIDI A，LELARGE C，et al.Spécificités de la prise en charge anesthésique chez les patients souffrant de maladie neurologique: éclairage sur l'anesthésie locorégionale.Presse Med，2014，43（7-8）：756-764.

[30] CAI Y，HU H，LIU P，et al.Association between the apolipoprotein E4 and postoperative

cognitive dysfunction in elderly patients undergoing intravenous anesthesia and inhalation anesthesia. Anesthesiology, 2012, 116（1）: 84−93.

[31] TANG N, OU C, LIU Y, et al.Effect of inhalational anaesthetic on postoperative cognitive dysfunction following radical rectal resection in elderly patients with mild cognitive impairment.J Int Med Res, 2014, 42（6）: 1252−1261.

[32] LEUNG J M, SANDS L P, VAURIO L E, et al.Nitrous oxide does not change the incidence of postoperative delirium or cognitive decline in elderly surgical patients.Br J Anaesth, 2006, 96（6）: 754−760.

[33] RÖRTGEN D, KLOOS J, FRIES M, et al.Comparison of early cognitive function and recovery after desflurane or sevoflurane anaesthesia in the elderly: a double−blind randomized controlled trial.Br J Anaesth, 2010, 104（2）: 167−174.

[34] ZHANG B，TIAN M，ZHENG H，et al.Effects of anesthetic isoflurane and desflurane on human cerebrospinal fluid A β and τ level. Anesthesiology，2013，119（1）：52−60.

[35] ZHANG Y，XU Z，WANG H，et al.Anesthetics isoflurane and Desflurane differently affect mitochondrial function，learning，and memory. Ann Neurol，2012，71（5）：687−698.

[36] WHITLOCK E L，TORRES B A，LIN N，et al.Postoperative delirium in a substudy of cardiothoracic surgical patients in the BAG− RECALL clinical trial.Anesth Analg，2014，118（4）：809−817.

[37] CHAN M T V，CHENG B C P，LEE T M C，et al.BIS−guided anesthesia decreases postoperative delirium and cognitive decline.J Neurosurg Anesth，2013，25（1）：33−42.

[38] RADTKE F M，FRANCK M，LINDNER J，et al.Monitoring depth of anaesthesia

in a randomized trial decreases the rate of postoperative delirium but not post-operative cognitive dysfunction.Br J Anaesth，2013，110（Suppl 1）：i98-105.

[39] TANG J X，BARANOV D，HAMMOND M，et al.Human CSF Alzheimer and inflammatory biomarkers after anesthesia and surgery. Anesthesiology，2011，115（4）：727-732.

[40] DEINER S，LIN H M，BODANSKY D，et al.Do stress markers and anesthetic technique predict delirium in the elderly？Dement Geriatr Cogn Disord，2014，38（5-6）：366-374.

[41] PEREZ-PROTTO S,GEUBE M,ONTANEDA D, et al.Sensitivity to volatile anesthetics in patients with dementia：a case-control analysis.Can J Anesth，2014，61（7）：611-618.

[42] SIDDIQI N，HARRISON J K，CLEGG A，et al. Interventions for preventing delirium in hospitalised patients.Cochrane Database Syst

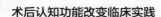

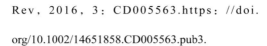

Rev，2016，3：CD005563.https：//doi.org/10.1002/14651858.CD005563.pub3.

[43] MOYCE Z，RODSETH R N，BICCARD B M.The efficacy of peri-operative interventions to decrease postoperative delirium in non-cardiac surgery：a systematic review and meta-analysis.Anaesthesia，2014，69（3）：259-269.

[44] BALLARD C，JONES E，GAUGE N，et al.Optimised Anaesthesia to reduce post operative cognitive decline（POCD）in older patients undergoing elective surgery，a randomised controlled trial.PLoS One，2012，7（6）：e37410.

[45] VAURIO L E，SANDS L P，WANG Y，et al.Postoperative delirium：the importance of pain and pain management.Anesth Analg，2006，102（4）：1267-1273.

[46] MARCANTONIO E R，JUAREZ G，GOLDMAN L，et al.The relationship of

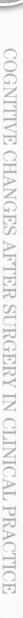

COGNITIVE CHANGES AFTER SURGERY IN CLINICAL PRACTICE

postoperative delirium with psychoactive medications. JAMA, 1994, 272 (19): 1518-1522.

[47] BROUQUET A, CUDENNEC T, BENOIST S, et al.Impaired mobility, ASA status and administration of tramadol are risk factors for postoperative delirium in patients aged 75 years or more after major abdominal surgery.Ann Surg, 2010, 251 (4): 259-265.

[48] ZHANG H, LU Y, LIU M, et al.Strategies for prevention of postoperative delirium: a systematic review and meta-analysis of randomized trials. Crit Care, 2013, 17 (2): R47.https://doi.org/10.1186/cc12566.

[49] JAKOB S M, RUOKONEN E, GROUNDS R M, et al.Dexmedetomidine for long-term sedation investigators FT. Dexmedetomidine vs midazolam or Propofol for sedation during prolonged mechanical ventilation: two randomized controlled trials. JAMA, 2012, 307 (11): 1151-1160.

［50］READE M C, O' SULLIVAN K, BATES S, et al.Dexmedetomidine vs. haloperidol in delirious, agitated, intubated patients: a randomised open-label trial.Crit Care, 2009, 13（3）: R75.https: //doi.org/10.1186/cc7890.

［51］DEINER S, LUO X, LIN H M, et al.Intraoperative Infusion of Dexmedetomidine for Prevention of Postoperative Delirium and Cognitive Dysfunction in Elderly Patients Undergoing Major Elective Noncardiac Surgery: A Randomized Clinical Trial.JAMA Surg, 2017, 152（8）: e171505.

［52］APFEL C C, HEIDRICH F M, JUKAR-RAO S, et al.Evidence-based analysis of risk factors for postoperative nausea and vomiting.Br J Anaesth, 2012, 109（5）: 742-753.

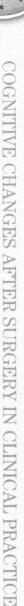

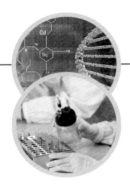

EPIDEMIOLOGY,
MECHANISMS AND
CONSEQUENCES
OF POSTOPERATIVE
COGNITIVE
DYSFUNCTION

第三章
术后认知功能
障碍的流行病学
现状、机制及结果

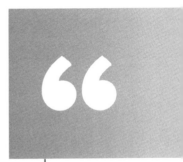

丹尼尔·布莱登

COGNITIVE CHANGES AFTER SURGERY IN CLINICAL PRACTICE

引言

围手术期认知功能减退是很容易被忽视的，一般认为与麻醉没有直接关系。部分原因在于很难确定所选择的麻醉方法与任何认知功能减退之间存在明确关系，还有部分原因是缺乏对认知功能减退这一疾病谱的统一定义。尽管如此，每位麻醉医师在术后随访时总会察觉到有一些患者的精神状况与术前不尽相同，这类人通常是老年人，经历过重大手术，可能是急诊手术或同时存在伴随疾病等情况，如服用多种药物、败血症、贫血。认知功能减退很可能是不可避免的，而麻醉药物在其中发挥着怎样的作用？这些药物中有没有远期影响性较小的药物呢？

本章将介绍术后 POCD 的疾病谱，并阐述麻醉医师应该认识到 POCD 对诸多患者而言是重要风险发生的原因，同时规划麻醉管理和患者咨询服务。

什么是术后 POCD ？

POCD 患者至少在一个神经心理学领域的表现低于基线水平，这种差异显著且可被察觉。POCD 的本质是手术后思维和认知功能的紊乱。虽然 POCD 的诊断测试均已得到验证，但该疾病的定义仍未明确，ICD-10 和 DSM-5 都还没有将 POCD 列为一种特定的疾病。因此，有必要对 POCD 作出统一的定义，目前这一定义正在修订中。在定义统一之前，也许对 POCD 最简单的理解是：手术后 7 天到 1 年内出现的、病因不明的神经认知功能障碍[1]。

在术后阶段，可观察到的最早的认知功能障碍的形式是谵妄。谵妄是一种急性意识混乱状态，表现为术后 24~96 小时发生的思维紊乱和环境注意力不集中。谵妄在本书其他部分也有讨论，目前尚未确定其与长期认知功能损害有关[2]，患者在出现 POCD 之前并非一定要经历谵妄。

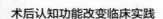

尽管术后 3 个月内有高达 10% 的老年患者中可观察到早期 POCD，但持续 6~12 个月的症状才被认为是持续性 POCD 或长期认知功能损害的指征。许多长期 POCD 的研究缺乏纵向随访、匹配对照，或未考虑到神经认知功能测试的学习效应 [3]。所有新发 POCD 的人群都可能同时存在未诊断的痴呆或其他的认知功能缓慢衰退的情况。

在未来 30 年，英国的痴呆发病率预计将翻一番 [4]。在 80 岁以上的人群中，有 48% 的非计划住院患者患有痴呆，这一人群入院的常见原因包括髋部骨折、慢性肢体缺血和中风。痴呆及其对麻醉管理的影响在本书也有单独章节进行讨论。

对大多数人们而言，任何程度的持续性认知功能损害都值得关注。一些学者认为，接受全身麻醉的老年患者患痴呆的风险是增加的。不过目前的证据尚不明确，这使在咨询过程中评估个体 POCD 风险的问题重重 [5]。

评估 POCD 的量表、测试的时间点及测试结果的解读都存在差异。此外，进行测试的时间点也许只能短暂地观察个体的认知功能轨迹，而无法反映患者的认知功能在术后是恶化、不变还是有所好转。图 3.1 说明了在围手术期仅测量 2 个时间点得到的认知功能轨迹，可能无法反映出患者真实的认知功能情况。

尽管存在测试时间点问题，Z 计分法正在成为分析围手术期认知功能改变的最佳方式。Z 计分法考虑了个体术前和术后的认知功能减退，并将其与对照人群进行比较：如果 Z 评分超出了平均值的 2 个标准差范围，则认为存在异常[6]。

目前尚不清楚 POCD 是痴呆发生过程中的一个阶段，还是其本身就是一种单独的疾病，这些关系需要进一步研究探索。

POCD 的流行病学现状

各文献报道的 POCD 发生率相差较大，

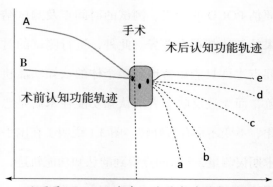

此图展示了一名患者可能的术前和术后认知轨迹。曲线 A 说明患者在手术前经历认知功能衰退，相反，曲线 B 代表具有相对稳定认知功能的患者。图中有多个术后轨迹曲线（a~e 都有可能）。在患者 A 中，曲线 a 代表认知功能的加速衰退，曲线 b 代表术前趋势的延续，曲线 c 意味着认知功能衰退的减缓，甚至是改善。患者 A 在术前认知功能轨迹未知的情况下，曲线 a~c 都可以被解释为 POCD。对于患者 B，曲线 c 表示 POCD，曲线 d 表示认知功能较术前无改变，曲线 e 代表认知功能改善。值得注意的是，曲线 c 对患者 A 可以理解为相对认知功能改善，对患者 B 可以理解为相对认知功能衰退。因此了解个体的术前认知功能轨迹非常重要。

图3.1　术前和术后认知功能轨迹（彩图见彩插2）

（许可转载：AVIDAN 和 NADELSON）[5]

部分原因是人口异质性和前文已经强调的 POCD 的定义及测试量表问题。在接受髋关节手术的患者中，POCD 的患病率为 22%，据报道，心脏手术的患病率高达 60%：很明显，高患病率的原因可能是很多人在手术后某个阶段受到了影响 [7]。系统综述表明，通常情况下在成年人非心脏手术后 POCD 的患病率为 12% [8]，这一数字用于个体患者咨询的实用性有待商榷。

风险因素的识别也存在一定问题，表 3.1 总结了已发表研究的现有证据。

目前尚不清楚 POCD 是可逆的还是渐进的，但尚无证据表明其不可逆转。MacLullich 回顾了自 2004 年以来共发表的 2000 多例住院患者的研究，并提出了早期认知功能障碍与长期认知功能损害之间的联系 [9]。最近的一个研究报道了一项关于长期认知功能障碍的国际多中心研究（ISPCOD 1）参与者亚组的随访，发现术后 1 周和 3 个月诊断为 POCD

与长期认知功能障碍或痴呆无相关性[10]。

表 3.1　从已发表研究中确定的 POCD 围手术期潜在危险因素

围手术期 POCD 危险因素	
患者既往因素	围手术期危险因素
年龄增长	手术类型：心脏、骨科、血管手术
低教育水平	术后呼吸系统并发症、感染
无后遗症的脑血管意外史	BIS 值低于 40 的时长（未定论）
已存在认知功能损害	–
体能差	–

POCD 的发生机制

POCD 的发生机制很大程度上还没有研究清楚，目前大多数研究都集中在挥发性麻醉药的使用与脑内痴呆相关蛋白变化（如阿尔茨海默病和随后的神经元死亡）之间的生物学联系。此外，在老龄动物中，挥发性麻醉药异氟醚和七氟醚会破坏脑血管内皮细胞，增加血脑屏障通透性，使细胞因子和促炎介质进入神经元细胞，导致神经元功能障碍。目前，尚未实现将细胞培养和动物研究模型的研究成果向人类生物学转化，但至少为我们提供了一些启示，如原本可控的麻醉药是怎样导致 POCD 的 [11]。

弥散加权 MRI 扫描提供了其他的机制，即来自手术部位或因体外循环产生的微栓子引起脑栓塞。一些研究已经证实了新的病变，但病理学改变、测试结果改变和 POCD 之间的关系尚未阐述清楚 [12]。

关于术中潜在可变的麻醉因素，相关证据强度较弱。在一项关于术后认知功能障碍的大型国际研究中 [13]，总体低血压和低氧血症与 POCD 之间没有相关性，然而在心脏手术人群中，部分研究认为脑灌注不足或缺氧可能与 POCD 相关 [14]。脑部有病理改变（如痴呆症）的老年人对麻醉药的作用更加敏感，一般建议在手术中对此类人群进行麻醉深度和心血管生理参数监测。有较弱的证据显示，术中使用脑电监测联合近红外光谱避免脑氧饱和度降低可减少 POCD 的发生 [15]。

POCD 结局——预防为何如此重要

有证据表明，尽管 POCD 的定义和发病机制仍不明确，其与死亡率增加、生活质量下降及失业有关。在管理上应该采取一系列措施，先发制人，以防止 POCD 的发生或使其影响最小化 [16]，这些措施应该包括愿意与存在术后认知功能障碍的患者讨论其相关风险。虽然这一疾病状态尚无确切的定义，但对很多人都有非常大的影响。大多数英国医疗中心尚未采用上述方式去主动管理所有形式的 POCD，2019 年英国和爱尔兰麻醉医师协会就围手术期痴呆患者照护发布了指南①。

---

① 译者注：该指南已发布，详见 https://anaesthetists.org/Home/Resources-publications/Guidelines/Peri-operative-care-of-people-with-dementia-2019.

　　术前认知功能损害是术后认知功能下降的重要危险因素。如果可能的话，我们应对 65 岁以上的患者进行常规认知功能筛查，以便作出医疗决策、修订治疗方案[17]，或者转诊去接受更专业的认知能力测试。Addenbrooke 认知能力测试（ACE-R）是职业健康医师使用的经过认证的认知测试，可更详细地应用于神经精神状态的评估或检查。目前来看，资金、培训和时间限制是导致认知能力测试无法得到更广泛应用的阻碍因素，英国 NHS 制定的痴呆 / 谵妄质量和创新（Commissioning for Quality and Innovation，CQUIN）指南有可能提高以上措施的认知程度，促进其广泛开展[18]。

　　其他的评估应根据患者的饮酒史和吸烟史进行适当调整，并准确计划用药或者避免部分不恰当用药[19]（图 3.2）。

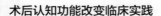

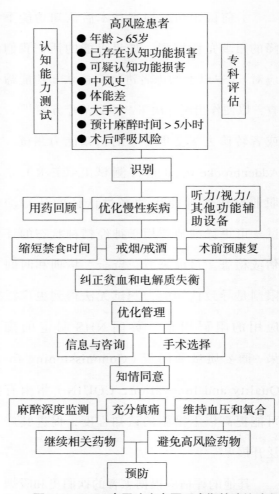

图 3.2　POCD 高风险患者围手术期的建议流程

（由 C.Webb 开发，M.NEEDHAM，D.BRYDEN）

（许可转载：NEEDHAM MJ 和 WEBB C）[19]

Meta 分析表明，若老年科医师参与综合用药评价，患者急诊入院后的认知能力有所提高，因此老年科医师的参与被认为可能是有益的[20]。目前认为，为体弱老年患者设计的一系列护理计划是有益的，并且应特别注意优化一般人群血管性危险因素的管理，如吸烟、糖尿病和高血压，这些危险因素可作为降低 POCD 发病率的可调节因素。

对 POCD 风险组普遍有益的其他因素包括纠正贫血和电解质失衡，缩短禁清饮时间。

目前在加拿大进行的一项随机对照研究 PREHAB，正在评估心脏手术[21] 术前康复对患者的影响。评估认知功能作为该试验的一部分，可能会提供一些有用的信息，以此探索心脏手术前进行全套心血管健康测试对患者是否具有正性影响，而心脏手术本身被认为是 POCD 的高危因素。

关于麻醉技术的临床研究很难做到完全同质化，难以进行比较：没有证据证明一种

挥发性麻醉药物优于另一种，或椎管内麻醉优于全身麻醉，或超短效阿片类药物（瑞芬太尼）优于其他短效阿片类药物（芬太尼）。

这个领域的相关研究需要精心设计试验方案，而目前最好的建议是麻醉医师使用最合适和最稳定的技术来进行患者管理。

结论

目前，术后认知功能障碍的个体风险被越来越多的人所认识和关注，在这种情况下，我们需要就其定义、评估工具及诊断过程达成共识。术前评估门诊可以担负这一挑战，扩大筛查范围并同时提供恰当的咨询，此外还可以与老年科医师和老年精神科医师的诊疗行为相结合，形成一整套医疗方案。虽然没有明确证据表明任何单一的麻醉技术与认知功能保护或长期认知功能损害有关，但每一位麻醉医师都应考虑到其所计划实施的麻醉方法对患者发生POCD的概率有何影响，并据此对用药、生理学参数和监护手段作出相应的调整。

　　POCD 对群体中个人和经济方面的影响极为巨大，我们仍需要开展大量的研究。

参考文献

[1] BROWN C，DEINER S.Perioperative cognitive protection.Br J Anaesth，2016，117（S3）：iii52−61.

[2] WILLIAMSON W K，NICOLOFF A.Functional outcome after open repair of abdominal aortic aneurysm.J Vasc Surg，2001，33：913−920.

[3] TSAI T L，SANDS L.An update on postoperative cognitive dysfunction.Adv Anesth，2010，28（1）：269−284.

[4] DEPARTMENT OF HEALTH.2013.Dementia A state of the nation report on dementia care and support in England.

[5] NADELSON M R，SANDERS R.Perioperative cognitive trajectory in adults.Br J Anaesth，2014，112（3）：440−451.

[6] RUDOLPH J L, SCHREIBER K.Measurement of post-operative cognitive dysfunction after cardiac surgery: a systematic review.Acta Anaesthesiol Scand, 2010, 54（6）: 663-677.

[7] CHOW W B, ROSENTHAL R.Optimal preoperative assessment of the geriatric surgical patient: a best practices guideline from the American College of Surgeons national surgical quality improvement program and the American Geriatrics Society.J Am Coll Surg, 2012, 215（4）: 453-466.

[8] PAREDES S, CORTÍNEZ L.Post-operative cognitive dysfunction at 3 months in adults after non-cardiac surgery: a qualitative systematic review.Acta Anaesthesiologica Scandinavica, 2016, 60: 1043-1058.

[9] MACLULLICH A M J, BEAGLEHOLE A.Delirium and long-term cognitive impairment.Int Rev Psychiatry, 2009, 21（1）: 30-42.

[10] STEINMETZ J, SIERSMA V.Is postoperative

cognitive dysfunction a risk factor for dementia ？ A cohort follow-up study.Br J Anaesth, 2013, 110（S1）: i92-i97.

[11] FODALE V, SANTAMARIA L.Anaesthetics and postoperative cognitive dysfunction： a pathological mechanism mimicking Alzheimer's disease. Anaesthesia, 2010, 65（4）: 388-395.

[12] SUN X, LINDSAY J.Silent brain injury after cardiac surgery： a review： cognitive dysfunction and magnetic resonance imaging diffusion-weighted imaging findings.J Am Coll Cardiol, 2012, 60（9）: 791-797.

[13] MOLLER J T, CLUITMANS P.Long-term postoperative cognitive dysfunction in the elderly： ISPOCD1 study.Lancet, 1998, 351: 857-861.

[14] VAN HARTEN A E, SCHEEREN T.A review of postoperative cognitive dysfunction and neuroinflammation associated with cardiac surgery and anaesthesia.Anaesthesia, 2012, 67（3）: 280-293.

[15] BALLARD C，JONES E.Optimised anaesthesia to reduce post operative cognitive decline（POCD） in older patients undergoing elective surgery，a randomised controlled trial.PLoS One，2012，7：e37410.

[16] BERGER M，NADLER J.Postoperative cognitive dysfunction：minding the gaps in our knowledge of a common postoperative complication in the elderly.Anesthesiol Clin，2015，33：517-550.

[17] EVERED L，SCOTT D.Cognitive decline associated with anesthesia and surgery in the elderly：does this contribute to dementia prevalence？ Curr Opin Psychiatry，2017，30：220-206.

[18] NHS ENGLAND/CONTRACTING AND INCENTIVES TEAM.2015.Commissioning for quality and innovation guidance 2015/2016. Retrieved January 28，2018，from https：//www. england.nhs.uk/wp-content/uploads/2015/03/9- cquin-guid-2015-16.pdf.

[19] NEEDHAM M J, WEBB C.Postoperative cognitive dysfunction and dementia: what weneed to know and do.British Journal of Anaesthesia, 2017, 119（Suppl 1）: 115-125.

[20] ELLIS G, WHITEHEAD M.Comprehensive geriatric assessment for older adults admitted to hospital: meta-analysis of randomised controlled trials.BMJ, 2011, 343: d6553.

[21] STAMMERS A N, KEHLER D.Protocol for the PREHAB study-Pre-operative Rehabilitation for reduction of Hospitalization After coronary Bypass and valvular surgery: a randomised controlled trial. BMJ Open, 2015, 5（3）: e007250.

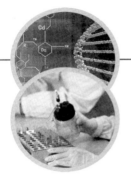

ASSESSMENT
OF COGNITIVE
FUNCTION

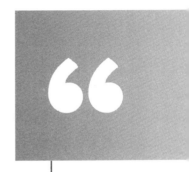

第四章
认知功能的评估

安德鲁·拉纳[1]

[1] 安德鲁·拉纳
  认知功能诊所，英国利物浦沃尔顿神经病学和神经外科中心
  邮箱：a.larner@thewaltoncentre.nhs.uk

© 施普林格国际出版公司，隶属于施普林格自然（2018）
A Severn.Cognitive Changes after Surgery in Clinical
Practice，In Clinical Practice
https://doi.org/10.1007/978-3-319-75723-0_4.

引言：有效认知评估的必要性

鉴于年龄增长是导致认知功能障碍性疾病的重要危险因素，认知功能减退的发生率将会随着当前世界人口老龄化的加剧而急剧升高。因而，在未来几年，通过评估认知功能以识别临床前认知功能损害将会成为日益重要和普及的临床技能，因为临床前认知功能损害可能会进展为痴呆。如果未来能够明确认知功能损害及痴呆性疾病的临床症状，且能够实施有效的缓解及预防性治疗措施，认知功能评估这项临床技能将在未来变得更为重要且更为普及。目前也有一些针对临床使用而制订的认知功能评估指南，可供临床医师查阅使用[1]。本章旨在简要概述重要的认知功能域及其评估方法，重点介绍几种认知功能筛查工具及其使用方法。在未来的临床工作中，如果认知功能损害筛查政策能得到广泛采纳与推广，这些认知功能筛查工具的使用势必成为临床医师的必备技能。

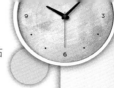

认知功能相关领域的评估

根据评测人员不同，临床中认知功能评测大致可分为两种，一种是由一般的临床医师实施的"床边评测"，一种是由受过训练的临床神经心理学专业医师实施的"正式"神经心理学评估。尽管两种方法在评测目标上有一定重叠，但是，一般来说前者（"床边评测"）相对简短，主要是回答由医师提出的临床问题，后者（"正式"评测）则更为详尽，主要用于评估不同认知功能域的表现，并在认知功能水平进行更为细致的分级（"意识工具"）。"床边"认知功能评测可以满足许多主诉有认知功能障碍患者的临床需求，而"正式"神经心理学评估则可用于更为复杂和（或）具有挑战性的认知功能障碍的识别诊断。

"正式"神经心理学评估通过采用多种评测工具对认知功能表现进行精确量化，可与年龄匹配的对照人群进行比较（横向比较），也可通过重复评估某一患者一段时间间隔（通常≥6个月）前后的认知功能表现，从而判定认知功能随时间的变化（纵向比较）[2~4]。由于"正式"神经心理学评估在常规临床工作中难以普及使用，因此，本节将重点关注"床边评测"。同时，这些"床边评测"最好在安静的环境中实施，避免一些可能影响评测结果的干扰因素。

适合进行神经心理学评估的认知功能域如下：

· 智力（Intelligence Quotient，IQ）。

· 记忆力。

· 语言能力。

· 感知能力（视觉、听觉、触觉）。

· 实践（针对已熟练掌握的运动）。

· 执行能力（有时称为"额叶功能"）。

这些脑功能域可以被看作大脑中专门用于特定功能扩展网络中的节点，这些节点并非是独立的，通过协同工作，最终形成人们所理解的"意识"[5]。

　　如果受试者注意力相关的脑功能机制受损，则这些认知功能域的评测将无法进行。注意力或专注度是一种非均匀的、分布式的认知功能，可以被认为是意识的一个组成部分。注意力通过感知特定感官刺激产生警觉性或警戒性，从而达到警觉状态或突显状态。注意力相关资源是有限的，具有主观努力性与选择性，与目的性密切相关。注意力机制的损害是谵妄的一个特征，可能与意识水平的显著损害有关，也可能无关。

　　床边评测可以评估不同大脑区域的认知功能，因此可以对认知功能受损进行一定程度的脑区定位或大脑半球定位，各功能与其对应脑区包括：

　　·言语和语义（记忆对象的释义）记忆，左侧颞叶。

　　·视觉记忆和面部识别，右侧颞叶。

　　·命名和阅读，左侧大脑半球。

　　·实践、计算、拼写、数字广度，左侧顶叶。

·片段化记忆对象或单词的解释、计数，右侧顶叶。

·估算、言语流畅性，额叶。

上述这些针对特定脑区或大脑半球的评测，多被整合入临床常规使用的认知功能筛查工具中（详见第五章）。虽然我们常规使用这些认知功能筛查工具以获得一个反映整体认知功能的"得分"，但是详细的认知功能损伤诊断取决于特定认知功能缺陷的特征性，包括损伤程度与损伤的关键点，这些特征对不同脑部疾病的诊断具有重要预测意义（如阿尔茨海默病早期，回忆功能多有不同程度的损伤；路易体痴呆多表现为视觉空间功能损伤；各种形式的额颞叶退行性疾病表现为语言与执行功能损伤）。

定义认知功能域这一概念有助于使用"结构化"方法进行临床认知功能的评估。目前已有针对每个功能域的测试，但是临床医师遇到最常见的认知问题是记忆力退化，所以

本节的重点是阐述记忆力的评测。

记忆也是一种非均匀的、分散式认知功能，可以细分为许多不同的功能性亚型。当前，记忆的标准分类法将陈述性记忆与非陈述性记忆区分开来，陈述性记忆也称为"显性"或"意识性"记忆，非陈述性记忆也称为"隐性""程序性""无意识性"记忆。"工作记忆"或瞬时记忆，更适合概念化为注意力机制的一个方面（图4.1）。

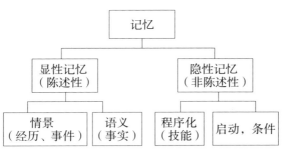

图 4.1　记忆的简单分类

记忆障碍的主诉通常表现为自发性或偶发性的陈述性记忆，因此陈述性记忆多作为记忆评估的主要内容。这些测验多包含于"床边评测"使用的各类认知功能筛查工具中。

COGNITIVE CHANGES AFTER SURGERY IN CLINICAL PRACTICE

认知功能筛查工具，强调记忆评测

顾名思义，认知功能筛查工具是为评估认知功能而设计的，因此不能被称为"诊断测试"，其作用仅仅在于说明哪些认知症状无关紧要，哪些认知症状需行进一步评估和检查。目前已知有多种认知功能筛查工具可供临床使用[6-8]。而且，大部分筛查工具所需的实施时间仅几分钟，通常不超过 20~30 分钟，有时甚至不到 5 分钟（表 4.1）。

表 4.1　一些最常用认知功能筛查工具的大约耗时

画钟测试：< 1 分钟
六项认知功能损害测试（Six-item Cognitive Impairment Test，6CIT）：2~3 分钟
缩略精神状态评测量表（Abbreviated Mental Test Score，AMTS）：< 5 分钟
简易精神状态检查量表（Mini-Mental State Examination，MMSE）：5~10 分钟
简易 Addenbrooke 认知功能评测量表（Mini-Addenbrooke's Cognitive Examination，MACE）：5~10 分钟
自我评测（Test Your Memory，TYM）（在有医疗监督的情况下进行自我测试）：5~10 分钟

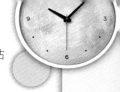

续表

DemTect：8~10 分钟
蒙特利尔认知功能评估量表（Montreal Cognitive Assessment，MoCA）：10~15 分钟
Addenbrooke 认知功能评测量表（Addenbrooke's Cognitive Examination，ACE-Ⅲ）：15~20 分钟

　　在这些认知功能筛查工具中，哪些特点有利于有效评估认知功能？美国神经精神病学协会研究委员会（Research Committee of the American Neuropsychiatric Association）为认知功能筛查工具制定了参考标准（表 4.2、表 4.3）[9, 10]。

表 4.2　认知功能筛查工具的理想特征

1. 无论临床医师是否经过培训，测试应在 15 分钟内可以完成
2. 评测内容应包含所有主要认知功能域，如记忆力、注意力 / 专注度、执行功能、视觉空间能力、语言及定向力（参见表 4.3，一些最常用的认知功能筛查工具的评测项目内容）
3. 可靠性。包括测验工具的重测信度及评估者信度
4. 能够检测神经精神病专业医师经常遇到的认知功能障碍性疾病（即具有足够的敏感性）
5. 易于操作。除纸、笔或触摸屏式笔记本电脑外，无须其他工具

续表

6.测试结果易于判断解读。应有明确的测试临界值，即特定测试分数有对应的处理措施（保证测试具有可操作性），如患者的再次确认、在特定时间段内进行持续认知功能评测、采取进一步认知功能观察和（或）治疗。测试需要具备这个特性是因为认知功能筛查工具的得分是非线性的，没有特定单位，因此一些测试项目相比其他具有更强的信息性/预测性，而且测试分数还会受地板效应和天花板效应的影响

7. 重复（纵向）评测的可行性。使用不同版本的认知功能筛查工具（前提需保证各版本间的平行性）可通过尽可能避免学习效应保证重复评测的可行性[11]。重复评测结果可通过常模人群的可靠变化指数（reliable change index，RCI）进行准确解读[12]

表 4.3 常用认知功能筛查工具的评测项目分类

	MMSE	MoCA	ACE-Ⅲ	MACE
时间定向力	5	4	5	4
地点定向力	5	2	5	–
瞬时记忆	3	–	3	–
注意力/关注度	5	6	5	–
记忆：回忆	3	5	3	–
记忆：顺行性记忆	–	–	19	14
记忆：逆行性记忆	–	–	4	–

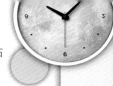

续表

	MMSE	MoCA	ACE–Ⅲ	MACE
语言流畅性：动物命名	–	1	14	7
语言：命名	2	3	12	–
语言：理解	4	–	7	–
语言：复述	1	2	4	–
语言：阅读	–	–	1	–
语言：书写	1	–	2	–
视觉空间：交叉图形	1	–	1	–
视觉空间：线、方块	–	1	2	–
视觉空间：画钟	–	3	5	5
视觉空间：连线	–	1	–	–
感知觉：计数	–	–	4	–
感知觉：字母	–	–	4	–
抽象力	–	2	–	–
总分	30	30	100	30

　　记忆评测可以评估顺行性记忆（评测开始后给受试者提供新的记忆信息）或逆行性记忆（测验前已储存的相关记忆，如受试者

曾经历的事件或过去的事实）。在顺行性记忆评测过程中，最开始给受试者输入信息的过程称为瞬时记忆，包括以下类型：

· 一系列相互无关联的词语。这在各类认知功能筛查工具中均有使用，如简易精神状态检查量表（MMSE[13]、MoCA[14]和DemTect[15]）。

· 一个虚构的名称和地址。这在各类认知功能筛查工具中都有使用，如 AMTS[16]、6CIT[17] 和 Addenbrooke 认知功能评测量表（包括 MACE 和 ACE-III）[18, 19]。

· 一个句子。如自我评测量表中所使用的内容 [20]。

在瞬时记忆之后、回忆阶段之前，会有一段延迟期，在这段期限需进行其他非记忆相关认知功能的评测，以避免对记忆内容的简单复述性记忆。虽然不同认知功能测验的瞬时记忆与回忆阶段的评分方法不同，但是针对以记忆为目的的评测，延迟回忆得

分的意义最为重要。此外，记忆检索可通过 MoCA 中的线索提示进行评测，或者通过对正确和不正确选项的强迫选择进行评估（再认测试、ACE-Ⅲ）。然而，有些认知功能筛查工具被认为在记忆方面的评测力度不够，如 MMSE。

逆行性记忆的评测内容通常为语义知识，如名人的姓名（如总理、被暗杀的美国总统）或著名事件的日期（如第一次世界大战、第二次世界大战）。相比这些已知标准答案的逆行性记忆评测，针对个人信息的逆行性记忆评测多难以实施，如让受试者回忆几十年前发生的他所认为的重大事件。但是，如果有患者信息提供者能够证实其回答内容，如患者的家庭成员或熟悉的朋友，则可以实施针对个人信息的逆行性记忆评测。当然，熟知患者的信息提供者可以为主诉为记忆障碍的患者提供补充评估信息。此外，一些认知功能筛查工具可设计为由患者的信息提供者实施[8]。

认知功能评估的影响因素

认知功能筛查工具被认为是"嘈杂的"，意思是说脑部相关病理之外的因素可能影响患者的认知功能评测表现，或者说，这些工具的实际测试结果可能与其设计时要测试的有所不同。造成这一现象的原因包括患者相关因素及测试工具相关因素。

患者相关因素包括年龄、教育程度、情绪状态及感觉障碍。患者年龄和受教育程度是决定认知功能评测表现的重要因素。一些认知功能筛查工具试图在整体评分中将患者年龄（如 DemTect）或教育年限（如 MoCA）的影响考虑进去。MMSE 涵盖年龄及教育水平的常模数据，但是在临床实际工作中很少使用。许多认知功能筛查工具过于依赖受试者的语言种类或水平，因此显著受教育与文化差异的影响。该类测试对低教育水平或者使用不同语言的受试者会额外增加难度。认知功能筛查工具需要针对这些影响因素进行改良，包括种族因素。

所以，理想的情况是，认知功能筛查工具应不受文化差异影响。通过当地人转述测试问题的形式进行患者评估可能相对不受文化影响，功能评估亦是如此。

此外，评测时的精神状态，如焦虑与抑郁等情绪状态会对患者的认知功能评测表现有一定影响，如因情绪激动或者注意力不集中导致受试者不能全身心投入到测试中。因此，除了测验总分外，评估者还需要对患者在该测验中的表现进行主观定性判断。

除情绪状态外，疲劳状态也可能影响认知功能评测中的表现。正式的神经心理学测试往往需要数小时才能完成，其中会使用包含大量评测内容的测验组合，不过相比之下，疲劳在简短认知功能筛查工具中并不是什么大问题[2-4]。

认知功能评测过程中需注意受试者是否存在感知觉缺陷，如视觉或听力障碍。因为这些缺陷会影响受试者在一些评测项目中的表现，而这些项目正需要感知觉功能正常才能完成。由于获得性视力或听力损失与认知功能障碍之间具有一定相关性，因此，若患者存在这些感知觉缺陷，则需要对认知功能评测进行改良 [21]。如果患者经常配戴眼镜或助听器，至少要保证这些辅助设备在认知功能评测过程中可以正常使用。

认知功能评测相关因素包括敏感性，避免地板效应、天花板效应和学习效应。认知功能评测工具针对认知功能障碍的分辨力应足够敏感。若某测验的敏感性不足，将会漏掉阳性病例，导致假阴性；若其敏感性过高，会将正常情况误认为阳性，导致假阳性。当确定某一测验的最佳临界值时，应特别注意参考那些针对该测验在某些情况下进行的一些精确度研究，如日常临床实践（"实用主义"研究）[22]。

要保证测验的最佳效果，应最好避免天花板效应和地板效应。天花板效应主要是因为测验过于简单，因此许多患者的测验得分过高或满分，这时，一些阳性患者会被误认为正常（假

阴性）。相反，地板效应是指测验过于困难导致许多正常受试者得分很低，而被误认为阳性（假阳性）。如果进行纵向认知功能评测，由于天花板效应和地板效应的存在，将很难对认知功能的改变作出判断。由于在第一次（或上一次）评测中，患者在该测验中的得分已经接近最低分或者最高分，所以在第二次（或下一次）评测时，该患者在该测验上将表现不出认知功能的退化或改善。

学习效应是指受试者在短时间内重复接受相同的认知功能评测，由于受试者对评测内容的熟悉程度增加，故可表现为认知功能改善。因此，为了保证认知功能纵向评测的意义，应尽可能避免学习效应。例如，可通过设置多个不同平行版本的测验，或者尽可能延长两次测验的间隔时间，以将学习效应的影响最小化[11]。如果不考虑学习效应，可能会造成认知功能改善的"错觉"。

除了这些可能影响认知功能评测表现的

测验本身相关因素外，另外一个需关注的问题是认知功能筛查工具的生态或功能相关性。在日常生活中，我们是否经常被问到某些认知功能筛查工具中的测验内容？例如，计算100连续减去7的结果或将纸对折后放在地板上（两个测验均来自于 MMSE）。如果受试者不能完成这些测验，是否就说明其具有显著的认知功能障碍？因此，相比认知功能评测，也可以使用一些专门评测生活功能的工具，如工具性日常生活能力量表（Instrumental Activity of Daily Living，IADL），虽然这些评测工具对痴呆的筛查作用尚未明确[23]。目前正在研发的 Free-Cog 量表，试图将认知功能评测与生活能力评测整合到一起。综上所述，将认知功能评测与生活能力评测相结合可能有助于痴呆的诊断[24]。

术后认知功能障碍的评估

关于麻醉手术后认知功能障碍的研究，

需考虑各种各样可能会影响认知功能评测结果的患者因素及测试工具本身的因素。手术可以"揭露"术前已经存在但无显著临床表现的神经退行性疾病，给人留下一种术后认知功能障碍"急性发作"的印象[25]。或者有些时候，脑部记忆功能区出现的无意损害与手术有一定的关联[26]。不过，这些情况在临床中并不常见，并不像 Moller 及其同事所指的那样（他们认为术后 POCD 是术后轻微且持久的认知功能退化[27, 28]），也不同于术后早期表现出的认知功能障碍（如苏醒期躁动）及谵妄，因为在接受大手术的老年患者中，术后早期的认知功能障碍和谵妄是比较常见的，可能与镇痛或催眠类药物的残余效应、术后疼痛及睡眠障碍有关。POCD 被认为是行非心脏手术老年患者术后最常见的脑部并发症，其发病机制尚不明确，可能的危险因素包括年龄增长、术中低氧、低血压、应激反应及长期使用镇静药物。

POCD 的定义以认知功能评测的结果为基

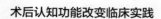

础，只有使用神经心理学评测才能对 POCD 作出判断，因此，关于此定义中应使用什么样的评测工具，值得商榷 [29, 30]。POCD 的诊断需对围手术期多个时间点的评测结果进行比较分析，包括基础值、术前值和术后多次重复评测的结果，等同于对手术患者进行认知功能筛查。

已有研究者对疑似 POCD 如何评估提出了建议 [30]，其中许多内容可从前文关于认知功能评测及其局限性的讨论中知悉，另外还包含以下几点：

·认知功能评测工具须被证实具有足够的敏感性，可识别轻微的认知功能障碍；保证其有较好的重测信度、低文化特异性，便于床边实施。

·认知功能评测工具应适用于手术患者，难度适中，最大限度地减少天花板效应和地板效应。

·尽量减少学习效应。

选择合适时间点进行认知功能基础值的

评估非常重要，为避免受住院期间焦虑等情绪的影响，术前 1~2 周最佳。术后早期疼痛、药物和睡眠障碍等因素都会影响认知功能评测结果，应慎重选择术后的随访时间。

为避免学习效应，重复评测时建议使用多个平行版本。此外，建议在相同间隔的评测时间点对正常人群（年龄与能力相匹配）进行认知功能评估，从而降低学习效应和不同测试阶段差异性的影响。

国际术后认知功能障碍研究组（The International Study of Post-operative Cognitive Dysfunction，ISPOCD）建议用神经心理测验组合来评估 POCD。然而，据笔者所知，究竟是常用的认知功能筛查工具，还是这种包含大量测验的神经心理测验组合更适用于识别术后认知功能障碍综合征，还需进一步验证。不过，ISPOCD 建议仅将 MMSE 作为初步筛查工具，而且得分低于 24/30 的患者无须进一步行认知功能评测[30]。

COGNITIVE CHANGES AFTER SURGERY IN CLINICAL PRACTICE

结论

"认知功能"一词描述的是基于复杂神经解剖学基础的一系列精神智力状态。因此，认知功能的评测极具挑战性。需要一种基于不同认知功能域的结构化方法来识别局部的认知功能缺陷，如果这些认知缺陷改变轻微，也许不容易被察觉。

正式神经心理学评测包含大量评测内容，并不适用于临床工作中的日常认知功能评测。因此，POCD 评测的第一步应为：使用相对简单的评测工具进行初步筛查，判断哪些患者需行进一步精确评测。此外，应该根据待研究的患者人群特征（普通人群、接受初级或二级医疗的患者、接受手术的患者）制订认知功能评测计划。

致谢

感谢 Lauren Fratalia 博士对本章节提出的建议和意见。

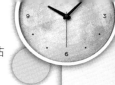

参考文献

[1] HODGES J R.Cognitive assessment for clinicians.3rd ed.Oxford：Oxford University Press，2018.

[2] LEZAK M D，HOWIESON D B，BIGLER E D，et al.Neuropsychological assessment.5th ed.New York：Oxford University Press，2012.

[3] MITRUSHINA M，BOONE K B，RAZANI J，et al.Handbook of normative data for neuropsychological assessment.2nd ed.Oxford：Oxford University Press，2005.

[4] STRAUSS E，SHERMAN E M S，SPREEN O.A compendium of neuropsychological tests：administration，norms，and commentary.3rd ed.New York：Oxford University Press，2006.

[5] LARNER A J.Neuropsychological neurology.In：The neurocognitive impairments of neurological disorders（2nd ed）.Cambridge：Cambridge University Press，2013：1-22.

[6] BURNS A，LAWLOR B，CRAIG S.Assessment

scales in old age psychiatry.2nd ed.London: Martin Dunitz, 2004.

[7] TATE R L.A compendium of tests, scales, and questionnaires.The practitioner's guide to measuring outcomes after acquired brain impairment. Hove: Psychology Press, 2010: 91-270.

[8] LARNER A J.Cognitive screening instruments. A practical approach.2nd ed.London: Springer, 2017.

[9] MALLOY P F, CUMMINGS J L, COFFEY C E, et al.Cognitive screening instruments in neuropsychiatry: a report of the Committee on Research of the American Neuropsychiatric Association.J Neuropsychiatry Clin Neurosci, 1997, 9: 189-197.

[10] LARNER A J.Introduction to cognitive screening instruments: rationale and desiderata.In: LARNER A J, editor.Cognitive screening instruments.A practical approach.2nd ed.London: Springer, 2017: 3-13.

[11] HEILBRONNER R L，SWEET J J，ATTAIX D K，et al.Official position of the American Academy of Clinical Neuropsychology on serial neuropsychological assessment：the utility and challenges of repeat test administrations in clinical and forensic contexts.Clin Neuropsychol，2010，24：1267-1278.

[12] STEIN J，LUPPA M，BRÄHLER E，et al.The assessment of changes in cognitive functioning：reliable change indices for neuropsychological instruments in the elderly-a systematic review. Dement Geriatr Cogn Disord，2010，29：275-286.

[13] FOLSTEIN M F，FOLSTEIN S E，MCHUGH P R. "Mini-mental state." A practical method for grading the cognitive state of patients for the clinician.J Psychiatr Res，1975，12：189-198.

[14] NASREDDINE Z S，PHILLIPS N A，BÉDIRIAN V, et al.The Montreal cognitive assessment，MoCA：a brief screening tool for mild cognitive impairment.J Am Geriatr Soc，2005，53：695-699.

[15] KALBE E, KESSLER J, CALABRESE P, et al.DemTect: a new, sensitive cognitive screening test to support the diagnosis of mild cognitive impairment and early dementia.Int J Geriatr Psychiatry, 2004, 19: 136-143.

[16] HODKINSON H M.Evaluation of a mental test score for assessment of mental impairment in the elderly.Age Ageing, 1972, 1: 233-238.

[17] BROOKE P, BULLOCK R.Validation of a 6 item cognitive impairment test with a view to primary care usage.Int J Geriatr Psychiatry, 1999, 14: 936-940.

[18] HSIEH S, MCGRORY S, LESLIE F, et al.The Mini-Addenbrooke's Cognitive Examination: a new assessment tool for dementia.Dement Geriatr Cogn Disord, 2015, 39: 1-11.

[19] HSIEH S, SCHUBERT S, HOON C, et al.Validation of the Addenbrooke's Cognitive Examination Ⅲ in frontotemporal dementia and

Alzheimer's disease.Dement Geriatr Cogn Disord，2013，36：242-250.

[20] BROWN J，PENGAS G，DAWSON K，et al.Self administered cognitive screening test（TYM）for detection of Alzheimer's disease：cross sectional study.BMJ，2009，338：b2030.

[21] PYE A，CHARALAMBOUS A，LEROI I，et al.Screening tools for the identification of dementia for adults with age-related acquired hearing or vision impairment：a scoping review. Int Psychogeriatr，2017，29：1771-1784.

[22] LARNER A J.Diagnostic test accuracy studies in dementia.A pragmatic approach.London：Springer，2015.

[23] HANCOCK P，LARNER A J.The diagnosis of dementia：diagnostic accuracy of an instrument measuring activities of daily living in a clinic-based population.Dement Geriatr Cogn Disord，2007，23：133-139.

[24] LARNER A J, HANCOCK P.Does combining cognitive and functional scales facilitate the diagnosis of dementia？ Int J Geriatr Psychiatry, 2012, 27: 547-548.

[25] LARNER A J. "Dementia unmasked": atypical, acute aphasic, presentations of neurodegenerative dementing disease.Clin Neurol Neurosurg, 2005, 108: 8-10.

[26] IBRAHIM I, YOUNG C A, LARNER A J.Fornix damage from solitary subependymal giant cell astrocytoma causing postoperative amnesic syndrome.Br J Hosp Med, 2009, 70: 478-479.

[27] MOLLER J T, CLUITMANS P, RASMUSSEN L S, et al.Long-term postoperative cognitive dysfunction in the elderly ISPOCD1 study.ISPOCD investigators.International Study of Post-operative Cognitive Dysfunction.Lancet, 1998, 351: 857-861.[Erratum: Lancet, 1998, 351: 1742].

[28] MOLLER J T.Postoperative cognitive decline: the

extent of the problem.Eur J Anaesthesiol, 1998, 15: 765-767.

[29] RASMUSSEN L S, MOLLER J T.Central nervous system dysfunction after anesthesia in the geriatric patient.Anesthesiol Clin North Am, 2000, 18: 59-70.

[30] RASMUSSEN L S, LARSEN K, HOUX P, et al.The assessment of postoperative cognitive function.Acta Anaesthesiol Scand, 2001, 45: 275-289.

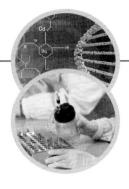

MANAGEMENT OF DELIRIUM ON THE SURGICAL WARD

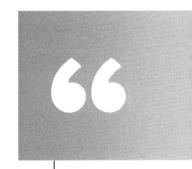

第五章
外科病房内的
谵妄管理

夏恩·奥汉隆[1]

① 夏恩·奥汉隆

圣文森特大学医院，爱尔兰都柏林大学

邮箱：shaneohanlon@svhg.ie

© 施普林格国际出版公司，隶属于施普林格自然（2018）

A Severn. Cognitive Changes after Surgery in Clinical Practice，In Clinical Practice.

https://doi.org/10.1007/978-3-319-75723-0_5.

引言

谵妄在外科病房较为常见，这种环境中会有许多特定的因素诱发谵妄。传统的手术团队并不关注这一问题，只有在患者出现急性意识混乱时才会咨询老年医学或精神病学团队。随着谵妄诊断和管理的普及化，外科病房的环境也随之不断变化。越来越多的人意识到谵妄的重要性，所有相关人员都应该有效地参与谵妄管理。在外科病房中，我们建立了一个新的谵妄管理模式，这一模式可以在任何外科病房中复制。

谵妄管理的意义

谵妄在外科患者中很常见。de Castro[1] 在一项综述中指出外科病房老年患者的谵妄发生率为 16.9%（急诊入院时为 23.2%，$P < 0.001$）。谵妄患者的平均住院时间为 13 天（3~85 天），而非谵妄患者的平均住院时间为 7 天（1~54 天）（两者具有显著差异，$P = 0.002$）。

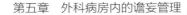

　　术后谵妄不仅使住院时间延长的风险增加[相对危险度（relative risk，*RR*），1.9；95% *CI*，1.4~2.7]，出院后去其他机构再治疗比出院回家的风险要增加50%（*RR*，1.5；95% *CI*，1.3~1.7），30天内再入院的风险增加超过两倍（*RR*，2.3；95% *CI*，1.4~3.7）[2]。在同一项研究中发现，在总体人群水平，谵妄是导致各种不良结局的最大危险因素。谵妄患者若合并心脏、呼吸或肾脏等脏器的并发症，发生不良结局的可能性会增加，如住院时间延长（*RR*，3.4；95% *CI*，2.3~4.8）、出院后去其他机构再治疗（*RR*，1.8；95% *CI*，1.4~2.5）、30天再入院（*RR*，3；95% *CI*，1.3~6.8）。相较于传统的手术并发症（如非计划再次手术、切口感染、心脏事件、脓毒症等），谵妄是导致不良结局的更大的推动因素。此外，谵妄与远期死亡率有关[3]。即便从入院到住院3天的时间内发生一次谵妄，也会给患者带来非计划转入ICU或院内死亡的风险[4]。

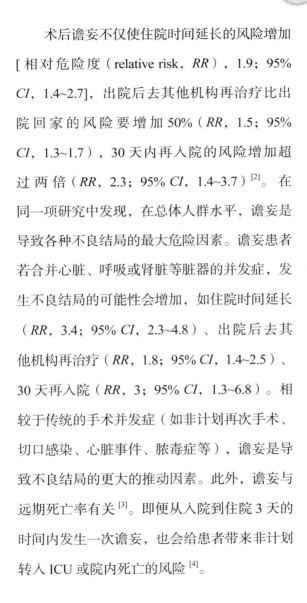

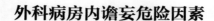

外科病房内谵妄危险因素

对于外科手术患者，需要采用不同的谵妄管理方法。表 5.1 列出了外科病房中发生谵妄的一些常见原因。与外科医师相比，内科医师的关注点常与上述列表中的病因截然不同。值得注意的是，上述谵妄病因列表中并没有列出阿片类药物中毒，因为这种危急情况极少发生。在临床工作中，许多手术患者从麻醉团队转移到外科手术团队后，并不会定期接受疼痛评估，从而导致患者疼痛控制欠佳，而术后疼痛本身也是导致谵妄的重要危险因素。使用诸如 Abbey 疼痛评估量表等工具可以帮助监测认知功能障碍患者的镇痛效果[5]。然而，阿片类镇痛药物使用后的不良反应，尤其是便秘和尿潴留，也可能会导致谵妄。此外，疼痛还可能导致痴呆患者的行为改变。有意思的是，有研究报道在养老院环境中，经常性使用全身镇痛药与躁动

的低发生率具有相关性[6]。因此，在术后外科病房的情况①也是相同的原理。

表5.1　外科病房谵妄的常见原因

继发于肠梗阻的脱水
术后低氧血症
术后肺炎
术后疼痛
切口感染或腹腔内感染
与回肠造口或瘘管有关的电解质异常
与上述问题相关的快速型心房颤动

外科病房老年患者的液体管理较为困难，因此很容易导致对其误判。很难在临床工作中评估患者的容量状态，然而该任务却通常交由外科医疗团队中经验最少的成员负责。在临床工作中，医师往往未评估患者的液体与电解质需求便匆匆开具静脉输液。此外，肠梗阻或肠造瘘可能使液体平衡的管理愈发复杂，这个时

———————————

① 译者注：术后外科病房的情况指疼痛导致谵妄。

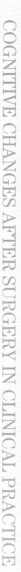

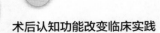

候病房医师应定期就患者的液体管理进行更为深入的相关检查。

导致液体管理复杂化的另一个因素是医师难以确定老年患者是否合并有心功能不全。事实上，医师经常忽略了患者的体征与检查结果，如胸片提示心脏扩大、颈静脉压力升高。相反，外周水肿症状却几乎一致被认为是心力衰竭征象，而忽略了除心功能之外的很多其他因素也能引起此体征。然而，对于一些身体不适的手术患者，低蛋白血症比较常见，若患者同时存在活动能力差的情况，即使心功能完全正常也会出现显著的下肢水肿。

目前管理存在的问题

谵妄经常被漏诊，临床中未被识别的谵妄约占 60%[7]。临床中一种典型的情况是，患者在被注意到发生谵妄之前，已经看过几个专科医师，特别是当谵妄亚型表现为活动抑制时，上述情况就会容易发生。此时患者可能表现得非常安静，与病房里医务人员熟知的那种焦躁

不安的类型相比，这种表现更需要引起注意。因此，由于容易漏诊，活动抑制型谵妄患者的预后较差，且病情持续更长时间。

此外，在临床工作中，谵妄问题并未受到重视，大多数情况下医务人员仅是无意间提及曾观察到患者行为的细微变化，这些有价值的观察结果通常来自患者的照护人员，理应提示医务人员对患者展开紧急的检查评估，实际上却极容易被忽视。负责患者洗澡和喂食等任务的护工与患者比较亲近，应该重视他们给出的意见，他们观察到的患者行为上的微妙变化（如"不太像他自己"或"似乎有点不在状态"）可能是患者即将发生谵妄危机的有价值的预测指标。针对此种临床现状，应进行一次医疗相关文化的变革，从而保证任何人在任何阶段注意到患者出现某些认知方面的变化时，就能去求助相应的医疗团队。

跌倒的发生与谵妄也密切相关。有人呼吁将跌倒引入谵妄预防质量指标，以协助降

COGNITIVE CHANGES AFTER SURGERY IN CLINICAL PRACTICE

低患者住院期间跌倒率[8]。在一项研究中，不同医院间术后谵妄发生率最大有 8.5 倍的差距[9]，这说明其中一些医疗中心在预防院内跌倒方面做得较为成功。因此，很有必要消除在护理质量方面的差别。

谵妄的新管理措施

谵妄的预防和管理应该从医院管理层开始得到重视，并得到跨部门的协调[10]。在医院工作的每位医务人员都应该接受谵妄相关培训，实际上这一培训可以归入痴呆培训中。这样的培训不仅对临床医务人员很重要，对于那些不经常直接接触患者的人同样重要，因为谵妄的管理需要广泛的相关医疗知识。谵妄管理还应包括医院管理人员，强烈建议用电子记录标记谵妄患者，该措施可以协助预测不良事件、住院时间延长等情况。

谵妄的预防

尽管有充分证据表明可以通过预防措施

来降低谵妄发生率，但这些预防措施尚未在临床广泛普及。我们有必要采用多学科参与的方法，此外，非药物预防措施很可能是最有效的。由于谵妄可能由多个诱发因素引起，因此必须使用多措施组合预案。大多数措施较为简单，涉及合理的患者照护，如早期活动、充足的营养和水分、防止便秘、优化疼痛管理、确保夜间休息等，并确保其在家中能获得视听辅助设备。

这种多措施组合预案的临床效果是非常显著的。据一项研究报告显示，在纳入研究的医疗中心，谵妄干预组谵妄的发生率为 0，而对照组为 16.7%，尽管该研究的样本量较少[11]。随后，一项荟萃分析报道指出谵妄干预组的谵妄发生率相对降低 30%[12]。此外，另一篇综述也指出多措施组合预案可将谵妄发生率降低 60% 以上[13]。

迄今为止，已经有几种药物被研究用于谵妄的药物预防，然而并没有获得多大的

COGNITIVE CHANGES AFTER SURGERY IN CLINICAL PRACTICE

成功。右美托咪定被提议可作为潜在的神经保护剂，用来预防谵妄。Liu 等进行的一项临床随机试验发现，对于行择期髋关节手术、伴有轻度认知功能障碍的老年患者，右美托咪定可降低其术后谵妄的发生率[14]。不过，该研究的样本量较小，谵妄发生率的降低可能归因于镇静的影响，而非右美托咪定本身对谵妄的预防作用。

谵妄筛查

由于我们不擅长发现谵妄患者，所以明智的解决方案应是对其进行筛查。可以肯定的是，进行早期检测有助于优化相关管理流程，因此有必要进行谵妄的筛查。现已有几种筛查工具可供选择（如 4AT，详见网页链接 https：//www.the4at.com/），但临床中最为重要的是大范围推广一种指定的筛查工具。在临床实践中，老年科或老年精神科医师通常被视为"谵妄专家"，如果这些"专家"无法定期进行会诊，

或医务人员处理谵妄的经验不足时，谵妄筛查工具的临床推广则显得尤为重要。

有些医务人员常抱怨"临床中没有时间进行谵妄筛查"或"我还有很多其他工作要做"，针对这些说辞的回答一定是：没有什么比预防谵妄更重要。预防谵妄可以缩短患者的住院时间，降低不良事件的发生率，提高患者的生活质量，有助于检查患者是否存在潜在的认知功能障碍。

关于谵妄筛查，一个非常有用的方法是问患者："你有没有看到（听到）一些实际上不存在的东西（声音）？"在重症监护室住过一段时间的患者，多少会有人给出肯定回答，而且这个数目往往很惊人。此外，让患者独处于一间病房，更容易导致谵妄的发生。要知道，对于这种让重症监护患者独处一间病房的做法虽然合法，但其实近似于单独监禁，在临床工作中，这种做法已变得十分常见！

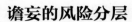

谵妄的风险分层

高龄通常被认为是谵妄的危险因素，但医务人员不应只关注年龄。许多 90 岁的老年患者可以顺利度过围手术期而不出现任何认知功能的改变，而一些合并其他危险因素的 50 岁患者却会发生严重的谵妄。本质上来讲，高龄只与患者合并症的增加相关，即使是年轻人，也可能出现谵妄。为什么 30 岁的孕妇会出现神志不清，而患有败血症的 80 岁老人却不会？回答这个问题的简单办法是将两个本质问题结合起来看：①认知储备；②认知功能损害程度。

形象地来说，认知储备越好，所需的诱发谵妄的伤害性刺激就越大。术前已存在认知功能障碍是谵妄最重要的单一危险因素。老年痴呆症越严重，也越容易出现谵妄。对于这些认知储备较差的人而言，谵妄可以由相对无关紧要的事件引起，如便秘、轻度脱水，甚至是病房变动。对于认知储备较好的人来说，更要注意谵妄的发生，因为一旦发生谵妄，

也就表明该患者受到了较大的打击，故需要迅速处理。以缺氧为例，如果氧饱和度低到一定程度，即使是 30 岁的人也会出现意识模糊。因此，那些预计不会出现谵妄的患者，往往更值得去关注，与脆弱的患者相比，他们的预后更差（脆弱，是指个体随年龄增加，相关功能缺陷逐渐积累，最终导致生理储备丧失）[15]。既往认知储备良好的人如果出现精神错乱，他们的健康状况会恶化，这时候应该进行详细的病因调查，并且向该患者的主管医务人员汇报该情况，如果在轮班结束时仍没有调查结论，则应继续调查下去。

　　评估入院患者的谵妄风险有两个好处。首先，可以密切监测谵妄高风险患者，以便更早地实施干预。其次，可以评估导致谵妄诱发因素的严重程度。对于谵妄风险较低却出现精神错乱的患者，临床上应该高度怀疑其是否存在某种严重疾病。这种情况下，临床医师应该迅速采取相关措施以排除极为严重的并发症，如腹腔内败血症。

幸运的是，导致谵妄的几种常见诱因尚且容易治疗，如缺氧、便秘、感染等常规治疗一般都反应较好。如果采取的治疗措施有助于改善谵妄，那么医师就可以放心了，证明所选择的治疗方法是正确的。

谵妄的诊断过程

谵妄诊断应当在整个外科医疗团队中进行普及，而不仅仅是由最年轻的医务人员来作出谵妄诊断，应鼓励团队所有人都参与进来。在病历书写中应避免给出"急性意识混乱"这一诊断，可以通过对病历书写者进行简要的教育来解决这一问题。在临床工作中，通常"新"医务人员对谵妄会更加重视，而"老"的医疗团队对此可能毫不关注，毕竟在他们的职业生涯中一直以来都没有关注过谵妄，为何要在现在作出改变呢？对于这种态度，我们应当提出质疑，应该提倡采取多学科与

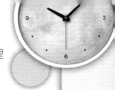

多措施组合预案应对谵妄。

谵妄的多学科管理

一旦发现某患者存在谵妄高风险，就应该为其制订合适的护理计划。Angel 描述了内科团队和外科团队各自的谵妄管理标准化办法[16]。本书在谵妄预防部分所述的所有措施也构成了谵妄管理的基础。这些措施在内科病房和外科病房同样有效[17]。目前，最重要的是识别诱发谵妄的最可能原因：手术本身一般并不会引起谵妄，更常见的情况是存在另外的某种特定原因。

表 5.2 列出了成功管理谵妄所需具备的一些条件。像这样的多措施组合干预可降低患者的 30 天内再入院率[18]。

表 5.2　院内谵妄合理管理的要素

医院层面管理	董事会对谵妄计划的支持
	谵妄相关的高水平医疗和护理知识
	给围手术期老年病学家的介入提供资金支持

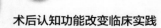

续表

病房层面	外科团队支持老年医学专家介入，主动检测和管理谵妄
	精通谵妄管理的护理团队
	有经验的理疗师，为害怕下床的谵妄患者提供鼓励
	非医务人员，为谵妄患者提供支持，如辅助饮食、安慰和重新定位
	全天候提供膀胱检查
环境	白天光线合适，夜间保持低光照强度和低噪音以促进睡眠
	清楚显示时间和日期
	对谵妄患者家属予以无限制探视
	鼓励患者看电视、听广播或阅读，并提供相关的设备和材料
	提供熟悉的物品，如家属/朋友的照片、毯子
支持与帮助	为患者提供眼镜、助听器、义齿
	保证呼叫铃和饮料触手可及
	根据患者需求定制个性化移动辅助设备
	提供合适的座椅
护理层面	谵妄护理期间避免位置移动
	为高依赖区的患者配备高比例医护人员
	密切监测液体出入量
	定期提供液体和零食
	准确记录排便情况
	每天鼓励在两次理疗之间尽可能在户外坐着或活动

续表

护理层面	鼓励穿自己的衣服，而不是病号服
	定期提示医疗团队拔除静脉通路、导管、引流管及其他管路
	如果存在感染迹象、氧气需求增加或改变、便秘、尿量不足的情况，应提醒医疗团队
	保持低阈值以识别"意识混乱"或定向障碍，有临床表现时要求医师进行评估和检查
	定期评估护理需求并在适当的时候提供帮助
	保持睡眠记录，适当鼓励睡眠，并建立规律作息
医疗层面	使用筛查工具主动检测谵妄
	确保充足的液体摄入量，必要时使用静脉注射液（口服量足够时就停止）
	检查不合理处方
	每日监测术后感染
	获取意识混乱或定向障碍的既往病史
	如果存在谵妄，请主动询问是否出现过幻觉，如有，则予以治疗
沟通	常规进行自我介绍，建立"自我介绍"文化
	将谵妄诊断告知患者及其家属
	一旦找到谵妄原因，需经常安慰患者，情况将会改善
	确保所有医务人员都知晓谵妄的诊断
	预先查看所有检查，如血常规、X线片等，并作出合理充分的解释

COGNITIVE CHANGES AFTER SURGERY IN CLINICAL PRACTICE

续表

随访	既往无认知功能障碍的患者发生谵妄时，去当地记忆诊所就诊

患者管理

在处理谵妄患者时，可以采取一些非常实用的措施。首先，应避免移动病床，因其可能导致意识混乱加重。基于现代化医疗设备，患者通常会在入院后的最初48小时内至少移动3次。我们必须尽可能减少这种情况的发生。还有一点至关重要，即医师需要定期评估患者对其所处情境了解多少。有许多医务人员认为患者已经充分了解了他们的管理计划，并且有能力牢记这些内容，事实上，有一些患者往往不知道他们在哪里或入院几天后不明白自己为什么在这里，这并非意味着他们可能不知情，而是谵妄导致他们无法处理和保存这些信息。因此，一个比较好的方法是定期提醒患者他们在哪里、什么日期、什么时间、当天发生了什

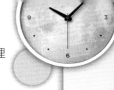

么、为什么还住在医院。患者若不理解自己为什么身处医院，会感到非常痛苦，这就是一些患者容易发生躁动或总是不遵医嘱的原因。在临床工作中，清晰且有效的沟通是极为重要的，而帮助谵妄患者了解正在发生的事情，就属于有效的沟通。

谵妄症状的控制

有许多资料表明应将控制症状作为谵妄管理的一部分。然而，对于这种做法，我们应当非常谨慎，因为症状控制后，我们可能会忽视对谵妄病因的彻底调查。如果患者出现意识混乱的原因是低氧血症，那么使用氟哌啶醇来"控制"行为障碍是没有任何意义的。同样，如果一名谵妄患者非常焦虑并试图离开病床，但是却没有人跟他解释他在哪里、发生了什么，那么打电话给医师开劳拉西泮只会使情况变得更糟。

许多所谓的谵妄治疗方法都有可能对患者

造成极大的伤害，导致不良事件的发生。有研究表明这些治疗方法对患者并无显著益处[19]。

一线治疗措施始终是首先全面了解患者出现谵妄的原因，然后制定相应的个体化方案来处理病因、降低其他诱因发生的可能性。对明显具有谵妄高风险的患者，尤应如此。医疗工作者要每天（包括周末）检查抗精神病药物的使用情况，做到尽早停用。如果谵妄症状看起来正在好转，就要适当减小剂量，但是工作人员应当知晓，由于谵妄是有波动性的，应保证在症状急性发作时可以方便获取应急药物。

谵妄期间的康复及谵妄后的康复

谵妄会导致住院时间延长，部分原因可能是谵妄导致患者开始康复的时间推迟。因为在谵妄期间，患者通常缺乏配合治疗所需的注意力和专注力，从而错失几天的康复时间，这加重了谵妄本身带来的影响。老年患者在病床上躺的时间越长，所需的康复周期也就越长。

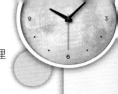

此外，科室有必要与多学科会诊（multi-disciplinary team，MDT）进行密切合作，一旦患者进入康复过程，就可以与康复工作人员合作。还应该指出的是，经验丰富的康复工作人员是理想的识别谵妄的人选，因为他们能及时注意到那些出现定向障碍或注意力障碍的患者。谵妄患者在康复后 1 个月的功能恢复与无谵妄者存在差距，这种差距在为期 18 个月的随访中依然存在 [20]。

病房设计

现代医院里通常设计有许多侧室，在大多情况下应该避免将谵妄患者置于侧室中。在日常临床工作中，侧室多用于放置"麻烦的患者"，包括谵妄患者。这种方式对于其他患者而言是善意的做法，但对于谵妄患者，其实往往适得其反。如上所述，与其他患者隔离可能加剧或促进谵妄的发生。在没有受到精神刺激的情况下，任何患者都不应该处在单独的房间里，至少那些有谵妄风险或已存在谵妄的患者不应该住在隔离的房间里。患者有时被独自留在一个房间里，缺乏有意义的互动活动，有时甚至不知道房间里有电视，而广播、音乐、报纸、杂志和字谜等对患者的恢复都是有帮助的，我们应该询问他们是否有相关技艺和艺术方面的爱好。此外，要鼓励访客携带照片，因为这些照片具有双重作用，一方面可以帮助患者调整状态，另一方面可帮助工作人员意识到他们正在治疗一个真实的人，这些患者也有自己的身份、生活及关心他们的家人。

病房团队

谵妄的识别和管理需要一整个团队付出努力才能完成。无论是医疗专业人员、餐饮工作者还是搬运工，每个人对患者的观察都是有价值的。因此，医院必须提供定期培训课程，并成立谵妄教育委员会。这也可以帮助患者家庭成员了解到更多有关谵妄的信息，

以便熟悉谵妄的识别和管理。此外，这也有利于打消家属的疑虑，让他们认识到医疗团队的认真负责。

每个患者都有发生谵妄的可能，一旦解决初步的手术原因，紧接着就需要制订详细的谵妄管理计划，这时候就需要术后"意识混乱"领域的专家介入。一个理想的方案是组建一支老年病团队，与外科团队一起关注所有新入院的患者。这样可以对谵妄、虚弱和急症作出迅速筛查。在这个简短的筛查后，再进行更全面的、综合的、针对老年患者的评估。此外，临床工作中老年患者的医疗信息应保证每日记录，该工作主要由专科住院医师完成，必要时需要上级医师的支持和监督。

知情同意

在临床麻醉工作中，面对患者或其家属，你是否会提及谵妄或术后认知功能障碍的可能？你应该提，而且，这个人非你莫属！除非你术前请老年病学专家进行会诊，作为一名麻醉医师，你就是那个非常适合谈论手术相关重大不良事件的人。汤姆林森指出，随着谵妄日渐成为公认的、具有潜在破坏性后果的并发症，谵妄应被视为术前风险评估中不可或缺的一部分 [21]。

谵妄作为术后并发症，最近才在文献中得到认可，然而，在临床实际中仍没有得到认可 [22]。事实上，与知情同意时常常提及的其他不良事件相比，谵妄更为常见，因此，术前知情同意时更应该提及谵妄相关问题。对于高风险患者，需扼要告知其术后难以回到原来状态的可能性。这样也有助于患者及其家属了解手术的风险，以及未来可能增加的医疗护理计划。

创伤后应激

我们每个人都不应该低估谵妄对一个人

心理状态的影响。当被要求回忆谵妄时的情况时，许多患者会明显变得焦虑，产生极其令人不安的影响。有些医疗中心提供心理支持，以帮助患者度过这个阶段。当患者身体恢复后，我们还应该问问他们是否仍然害怕谵妄会再次发生。因为，即使在谵妄症状消退几周后，一些幻觉仍然会让人感到恐惧。

随访

谵妄可能是大脑脆弱性的标志[23]。正因如此，谵妄可以作为患者生命中警讯事件的标志，一旦谵妄开始进入恢复阶段，就需要实施进一步的认知功能评估。谵妄可能不会完全恢复，事实上，谵妄可能会导致永久的认知功能改变。一项研究显示，谵妄与继发痴呆发生的可能性密切相关；在心脏手术后5年的随访期间里，有26.3%的患者出现痴呆，这些后来发展为痴呆症的患者中，有87%的人曾发生过术后谵妄[24]。

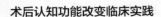

当患者存在痴呆合并谵妄时，其认知功能的减退可能比患单一疾病更快 [25]。术后 2~36 个月，患者的认知能力呈下降轨迹，且已有研究发现，与非谵妄患者相比，谵妄患者的认知能力曲线下降部分更陡 [26]。此外，术前认知功能较差的患者在随访中也发现其认知功能减退得更快 [27]。鉴于其严重性，负责患者出院的医务人员应当确保患者出院几周后能到当地专科记忆诊所进行随访。更有甚者，在一些没有痴呆症的患者中，脑皮质萎缩与术后谵妄的严重程度有关 [28]。

结论

通过多措施组合干预及多学科团队合作，外科病房内能够提供较好的谵妄治疗和管理服务。对于谵妄，我们需要在医院层面普及其重要性。对于手术患者，医护人员应在术前评估其谵妄风险，并在术后进行谵妄筛查。

病房设计和人员配置应根据谵妄风险患者进行专门定制，因为一旦谵妄管理不善，患者预后可能会非常糟糕。

参考文献

[1] DE CASTRO S M，ÜNLÜ Ç，TUYNMAN J B，et al.Incidence and risk factors of delirium in the elderly general surgical patient. Am J Surg，2014，208（1）：26−32. https：//doi.org/10.1016/j.amjsurg.2013.12.029. Epub 2014 Mar 26.

[2] GLEASON L J，SCHMITT E M，KOSAR C M，et al.Effect of delirium and other major complications on outcomes after elective surgery in older adults.JAMA Surg，2015，150（12）：1134−1140.

[3] FALSINI G，GROTTI S，PORTO I，et al.Long−term prognostic value of delirium in elderly patients with acute cardiac diseases admitted to two cardiac intensive care units： a prospective study （DELIRIUM CORDIS）.Eur Heart J：

Acute Cardiovascular Care.2017.https://doi.org/10.1177/2048872617695235.

[4] HSHIEH T T, YUE J, OH E, et al.Effectiveness of multicomponent nonpharmacological delirium interventions a meta-analysis.JAMA Intern Med, 2015, 175(4): 512-520.https://doi.org/10.1001/jamainternmed.2014.7779.

[5] ABBEY J, PILLER N, DE BELLIS A, et al.The Abbey pain scale: a 1-minute numerical indicator for people with end-stage dementia.Int J Palliat Nurs, 2004, 10(1): 6-13.

[6] HUSEBO B S, BALLARD C, SANDVIK R, et al.Efficacy of treating pain to reduce behavioural disturbances in residents of nursing homes with dementia: cluster randomised clinical trial.BMJ, 2011, 343: d4065.https://doi.org/10.1136/bmj.d4065.

[7] DE LA CRUZ M, FAN J, YENNU S, et al.The frequency of missed delirium in patients referred

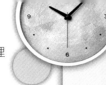

to palliative care in a comprehensive cancer center. Support Care Cancer，2015，23（8）：2427-2433.

[8] LEE E A，GIBBS N E，FAHEY L，et al.Making hospitals safer for older adults：updating quality metrics by understanding hospital-acquired delirium and its link to falls.Perm J，2013，17（4）：32-36.

[9] BERIAN J R，ZHOU L，RUSSELL M M，et al.Postoperative delirium as a target for surgical quality improvement.Ann Surg，2017.

[10] O'HANLON S，O'REGAN N，MACLULLICH A M J，et al.Improving delirium care through early intervention：from bench to bedside to boardroom.J Neurol Neurosurg Psychiatry，2014，85：207-213.

[11] CHEN C C，LIN M T，TIEN Y W，et al.Modified hospital elder life program：effects on abdominal surgery patients.J Am Coll Surg，2011，213：245-252.

[12] MARTINEZ F，TOBAR C，HILL N.Preventing

COGNITIVE CHANGES AFTER SURGERY IN CLINICAL PRACTICE

delirium: should non-pharmacological, multicomponent interventions be used ? A systematic review and meta-analysis of the literature.Age Ageing, 2015, 44（2）: 196-204.

[13] HSIEH S J, MADAHAR P, HOPE A A, et al.Clinical deterioration in older adults with delirium during early hospitalisation: a prospective cohort study.BMJ Open, 2015, 5（9）: e007496. https: //doi.org/10.1136/bmjopen-2014-007496.

[14] LIU Y, MA L, GAO M, et al.Dexmedetomidine reduces postoperative delirium after joint replacement in elderly patients with mild cognitive impairment.Aging Clin Exp Res, 2016, 28（4）: 729-736.

[15] DANI M, OWEN L H, JACKSON T A, et al.Delirium, frailty and mortality: interactions in a prospective study of hospitalized older people. J Gerontol A Biol Sci Med Sci, 2017, 73: 415-418.https: //doi.org/10.1093/gerona/glx214.

[16] ANGEL C, BROOKS K, FOURIE J.Standardizing Management of Adults with delirium hospitalized on medical-surgical units.Permanente J, 2016, 20（4）: 27-32. https: //doi.org/10.7812/TPP/16-002.

[17] SIDDIQI N, HARRISON J K, CLEGG A, et al.Interventions for preventing delirium in hospitalised non-ICU patients. Cochrane Database Syst Rev, 2016, 3: CD005563.https: //doi.org/10.1002/14651858.CD005563.pub3.

[18] RUBIN F H, BELLON J, BILDERBACK A, et al.Effect of the hospital elder life program on risk of 30-day readmission.J Am Geriatr Soc, 2017, 66: 145-149.https: //doi.org/10.1111/jgs.15132.

[19] NEUFELD K J, YUE J, ROBINSON T N, et al.Antipsychotic medication for prevention and treatment of delirium in hospitalized adults: a systematic review and meta-analysis.J Am Geriatr Soc, 2016, 64（4）: 705-714.

[20] HSHIEH T T, SACZYNSKI J, GOU Y, et al.Delirium delays functional recovery following elective surgery.Innovation Aging.2017, 1: 1326. https: //doi.org/10.1093/geroni/igx004.4860.

[21] TOMLINSON J H, PARTRIDGE J S L.Preoperative discussion with patients about delirium risk: are we doing enough？ Periop Med, 2016, 5（1）: 22.https: //doi. org/10.1186/s13741-016-0047-y.

[22] ZENILMAN M E.Delirium an important postoperative complication.JAMA, 2017, 317（1）: 77-78.https: //doi.org/10.1001/ jama.2016.18174.

[23] FONG T G, DAVIS D, GROWDON M E, et al.The interface of delirium and dementia in older persons.Lancet Neurol, 2015, 14: 823-832.

[24] LINGEHALL H C, SMULTER N S, LINDAHL E, et al.Preoperative cognitive performance and postoperative delirium are independently associated

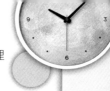

with future dementia in older people who have undergone cardiac surgery: a longitudinal cohort study.Crit Care Me，2017，45（8）：1295-1303.

[25] DAVIS D H J，MUNIZ-TERRERA G，KEAGE H A D，et al.Association of delirium with cognitive decline in late life a neuropathologic study of 3 population-based cohort studies. JAMA Psychiat.2017，74（3）：244-251.https：//doi.org/10.1001/jamapsychiatry.2016.3423.

[26] INOUYE S K，MARCANTONIO E R，KOSAR C M，et al.The short-term and long-term relationship between delirium and cognitive trajectory in older surgical patients.Alzheimers Dement，2016，12：766-775.https：//doi.org/10.1016/j.jalz.2016.03.005.

[27] DEVORE E E，FONG T G，MARCANTONIO E R，et al.Prediction of long-term cognitive decline following postoperative delirium in older adults.J Gerontol A Biol Sci Med Sci，2017，72（12）：1697-1702.

COGNITIVE CHANGES AFTER SURGERY IN CLINICAL PRACTICE

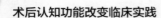
[28] RACINE A M, FONG T G, TRAVISON T G, et al.Alzheimer's-related cortical atrophy is associated with postoperative delirium severity in persons without dementia.Neurobiol Aging, 2017, 59: 5-63.https: //doi.org/10.1016/j.neurobiolaging.2017.07.010.

COGNITIVE CHANGES AFTER SURGERY IN CLINICAL PRACTICE

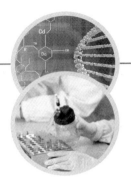

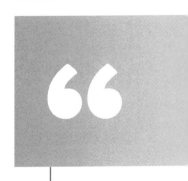

CRITICAL
ILLNESS AND
DELIRIUM

第六章
危重症与谵妄

瓦莱丽·佩奇、塔马斯·巴科尼

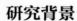

研究背景

谵妄是一种由急性脑功能障碍引起的临床综合征，通常称为急性意识混乱。对于危重症患者，不论年龄大小，谵妄均会导致不良的结局，包括长期认知功能障碍（程度相当于中度创伤性脑损伤或轻度阿尔茨海默症）、住院时间延长和费用增加[1~3]。谵妄持续时间越长，患者的预后越差。

流行病学

危重症患者是发生谵妄的高危人群，这与其疾病本身、相关并发症及是否入住重症监护室有关[4]。据报道，重症监护室中的危重症患者谵妄发生率高达74%，机械通气超过48小时的患者，其谵妄发生率约为50%。只要谵妄的诱发因素（通常是感染或药物）一直存在，谵妄就会持续。鉴于谵妄的高发生率和对患者预后非常不利的影响，重症医师必须认真对待谵妄，包括谵妄的诊断、病

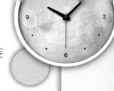

因管理及减少其相关危险因素。

谵妄的病理生理学

谵妄的病理生理学机制尚未明确。目前具有许多理论假说，包括神经炎症、氧化应激、脑低灌注/脑缺氧、神经内分泌异常、神经递质失调、脑网络功能连接异常、昼夜节律紊乱/褪黑素失调和衰老[5]。这些理论有许多重叠的领域，且相互之间存在各种影响。

无论谵妄的原因是什么，其主要症状为注意力无法集中、过低/过高警觉、睡眠/觉醒障碍等。2000年提出的终末共同通路理论指出，虽然各症状是不同病因引起的，但最终共同存在的神经紊乱可能是导致上述核心症状的原因。有证据支持共同通路中存在中枢胆碱能缺乏和相关多巴胺超载。乙酰胆碱和多巴胺通路存在显著的重叠关系，多巴胺（与血清素、去甲肾上腺素）能传导刺激并调节胆碱能通路，在觉醒中起着关键作用。

此外，氧化应激也可导致多巴胺水平的显著升高[6]。

这种神经递质失衡是目前谵妄药物治疗的主要干预目标。脑成像的证据表明，谵妄最终可导致脑萎缩（图6.1）[7]。

精神病学亚型

根据患者的精神运动活动表现，可将谵妄分为活动抑制型、活动亢进型和混合型[8]。在危重症患者中最常见的类型是活动抑制型谵妄，即患者表现为安静、嗜睡和高依从性[9]。因此，对危重症医务人员来说，谵妄的识别是一项特殊挑战。各类型的谵妄严重程度均不同，临床中更为棘手的是活动抑制型谵妄，这类谵妄患者对语言刺激反应甚微，无法进行标准化测试，甚至无法交流。活动亢进型谵妄则很容易识别，这类患者通常好斗、失眠且伴有明显的幻觉。然而，活动亢进型谵妄并不常见，在发生谵妄的ICU

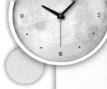

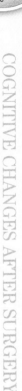

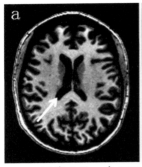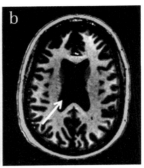

　　a.46 岁女性，在 ICU 中未出现谵妄，脑室容积相对正常（箭头所示）。该患者有呼吸衰竭和心力衰竭史，因急性呼吸窘迫综合征（acute respiratory distress syndrome，ARDS）被送入 ICU，随后在 ICU 接受气管插管和治疗，期间未发生谵妄。b.42 岁女性，在 ICU 中出现谵妄，侧脑室增大（箭头所示）。该患者出现发烧和呼吸困难，胸部 X 线片检查和其他实验室数据确诊社区获得性肺炎和 ARDS 后入院。患者入住 ICU，并行机械通气治疗，期间发生谵妄，持续 12 天后痊愈。既往无神经功能障碍病史，既往认知功能障碍的调查问卷也呈阴性（Gunther，et al.[7]）。

　　图 6.1　侧脑室经典 T1 加权 MRI 图像，a、b 分别为 46 岁与 42 岁 ICU 女性患者的颅脑成像，两名女性均无持续性认知功能损害

患者中仅占 5%~22%[10]。混合型患者的症状在每天或一天之内不同时间段都有所不同，表现为昏睡或躁动，但都伴有注意力不集中，这也是诊断混合型谵妄的重要依据。如果临床医师未使用被认同的谵妄评估工具进行定期筛查，很可能会漏诊，导致无法对谵妄患者进行有效治疗。深度镇静的患者无法进行谵妄评估。

识别

临床医师可以使用目前已被认同的两种谵妄评估方法中的一种[①]，包括 ICU 谵妄评估量表（Confusion Assessment Method–ICU，CAM–ICU）或重症监护谵妄筛查表（Intensive Care Delirium Screening Checklist，ICDSC），对镇静或非镇静状态的气管插管和机械通气患者进行谵妄筛查[11, 12]。

---

① 作者注：有关这些评估方法的更多信息和资源可以从 www.icudelirium.org 免费下载。

CAM-ICU

CAM-ICU 适用于能在语言刺激下持续睁眼超过 10 秒的患者，如对呼唤名字有反应或大约 2 分钟后有反应。评估内容包含 4 个项目，可以在第 1 阶段、第 2 阶段或第 4 阶段排除谵妄（表 6.1）。

表 6.1 CAM-ICU 评估

1. 是否存在精神状态的改变 若有，继续题 2。若为否，即没有精神状态的变化等于没有谵妄，则停止评估
2. 是否存在注意力不集中——给患者听一连串字母，患者是否能在听到字母 A 的时候握紧评估者的手? 若能：没有谵妄，停止评估。若不能，超过 2 个错误，转到题 3
3. 是否存在清醒与觉醒之外的意识状态 若存在等于谵妄，停止评估；若无，转到题 4
4. 是否存在思维混乱——能否回答 4 个是 / 否问题，遵守一个简单的指令 若失败（出现不止一个错误）等于精神错乱。若均答对 = 没有谵妄

注：详见 www.youtube.com/watch? v=6WyJ0z L7VkI.

相比之下，ICDSC 不需要患者的配合。ICDSC 有 8 个项目，4 个以上项目出现阳性

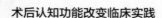

结果为谵妄诊断的依据（表 6.2）。表格需要的信息可以在几个小时内收集完，因此可以将此评估纳入临床医师的单次上班时间段内。

表 6.2 ICDSC 评估

意识水平
注意力不集中
定向障碍
幻觉 / 妄想 / 精神病
精神运动亢奋或迟缓
不恰当的言语或情绪
睡眠 / 觉醒紊乱
症状的波动

CAM-ICU 和 ICDSC 可用于所有重症患者。对于约 10% 的气管插管镇静状态的患者，一旦镇静解除，CAM-ICU 也可正常使用[13]。

对于不需要气管插管或已拔管患者，可以使用另一种更敏感的针对注意力不集中的评估方法，如倒拼"lunch"一词或者说出前一年的年份[14, 15]。注意力不集中是谵妄的核

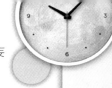

心症状，对于注意力正常的患者，则可以准确无误地完成这些评估。

目前的进展

脑电图的应用在谵妄的诊断中越来越受到关注，典型变化为 δ 波活性增加和 $α_2$ 波活性降低[16]。最近，van der Kooi 研发了一种应用于非镇静患者的、以脑电图为基础的谵妄测试工具[17]。他们观察到在心胸外科手术后的患者中，对前额周边使用两个电极脉冲刺激可以区分谵妄患者和非谵妄患者（图 6.2）。研究人员还研发了一种测试，能客观地检测清醒且足以保持 10 秒眼神接触的 ICU 患者是否存在注意力不集中，该测试是在一种定制的计算机设备上实现的。爱丁堡谵妄测试量表-ICU（Edinburgh Delirium Test Box-ICU）在纵向追踪注意力缺陷方面具有潜在附加价值，因其提供了一系列注意力缺陷评分，对注意力的变化较为敏感[18]。

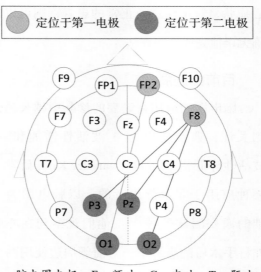

脑电图电极：F，额叶；C，中叶；T，颞叶；
P，顶叶；O，枕叶。

图 6.2　使用脑电图检测谵妄 [17]

管理

治疗病因

一旦确认危重症患者处于神志不清或谵妄持续状态，首要任务是诊断和治疗诱因，谵妄的诱因通常不止一个，关键是治疗中应尽可能地消除或减少任何谵妄的诱因。在重

症监护环境中，谵妄最常见的原因是感染和药物。因此，追踪感染很重要，此外，还需要检查患者的电解质水平、血气分析、血糖水平和维生素水平，如维生素 B_{12}、叶酸和维生素 B_1；还需考虑到毒素或违法药物的可能性；注意评估肾脏、肝脏和甲状腺功能。医师必须定期检查患者所用的所有药物，对于易诱发谵妄的药物，如抗胆碱能药物，应尽可能减量或停止使用[19]。

非药物管理

物理治疗

非药物方式治疗谵妄能减少可变性危险因素。在本书的其他部分讨论了外科病房与内科病房施行集束化预防措施的有效性，目前尚没有证据表明这些措施对危重症患者有效，但是好的实践原则可从其他领域已运作良好的实践方法中推导出来。在重症监护环境中，这意味着全面而优质的临床医疗能够促进患者大脑和身体正常功能的恢复[20]。从本质上讲，实施多措施组合的目的也正是在于促进患者大脑和身体正常功能的恢复，这包括定期调整患者的位置、确保其能够看到数字时钟，促进其良好的夜间睡眠，在必要的时候可以提供眼镜和助听器，避免便秘或脱水，及时拆除不必要的监护仪、套管和管路。早期运动也是必不可少的，有研究证实，早期运动可减少谵妄的发生并加速患者的康复[21]。例如，医师可以动员患者从被动的运动锻炼到自主行走，但也会因此增加胆碱能的活性，我们认为这在谵妄治疗中难以平衡。不过，至少在安全的情况下，医护人员应尽快帮助患者从床上坐起来。

镇静药物的作用

在 ICU，药物是诱发或促使谵妄持续存在的主要危险因素。需要机械通气的危重患者通常需要注射镇静、镇痛药物，其目的是为了在气管插管情况下对其实施临床治疗和

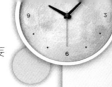

个人护理。此外，镇静药物的使用也是为了保证患者的无痛和舒适。然而，这些药物的使用与谵妄的发生密切相关，因此，所有插管患者都需要应用镇静目标导向方案。英国的循证建议是机械通气的危重患者应保持清醒或仅维持轻度镇静，除非临床上需要维持深度镇静[4, 22~25]。专家提议，理想情况下患者应该保持清醒，以便与护理人员、家庭成员保持眼神交流，并参与相关理疗和（或）专业治疗，但也允许患者在不受干扰的情况下进入睡眠状态[26]。

对医务人员的挑战

镇静的实施是一项复杂的医疗干预过程，尽管只有少数患者需要深度镇静，然而在英国，多数机械通气的危重症患者均处于过度镇静状态。已知的不足之处有：医护人员对镇静深度的判断、深度镇静不良反应的认识不足，对患者的幸福和舒适欠缺关注[27~29]；若保证患者安全地处于清

COGNITIVE CHANGES AFTER SURGERY IN CLINICAL PRACTICE

醒或易被唤醒状态，需配备更多的护理人员；医师和护士之间的沟通问题；医务人员由于缺乏指导，难以管理焦躁不安或轻度镇静的患者。这些问题在许多文献中都有报道。此外，护理人员认为他们缺乏支持，对镇静的适应证及其影响的理解有限，并且较担心躁动患者。如果想要在大多数患者中实现每日镇静目标，以上所有这些问题都要在科室层级得到解决才行。

标准的每日镇静目标方案包括：

· 提供良好镇痛，通常使用阿芬太尼、芬太尼或瑞芬太尼输注，必要时单次给予额外的芬太尼或吗啡进行护理干预。

· 有效管理躁动：安抚和辅导患者重新认识周围环境，如有必要可使用抗精神病类药物，或小剂量丙泊芬或苯二氮䓬类药物，以缓解患者的恐惧感或焦虑感。

· 小剂量输注镇静药物，通常使用丙泊芬，根据舒适度调整给药速度。

药物

苯二氮䓬类药物已知是可诱发谵妄的危险因素，除非患者或医务人员的安全因严重躁动或焦虑受到威胁或患者正在承受酒精戒断的痛苦，应尽量避免使用苯二氮䓬类药物。由于持续输注长效苯二氮䓬类药物具有药物蓄积的风险，因此，推荐单次推注给药[30]。在英国，大多数的患者使用丙泊酚镇静，其疗效优于咪达唑仑[31]。此外，α_2 - 激动药（右美托咪定和可乐定）可通过不同的受体介导途径达到镇静作用。这两种药物对呼吸功能影响较小，且具有镇痛作用，有研究表明，右美托咪定可以保证患者更好地沟通[32, 33]。一项针对插管患者发生谵妄躁动的研究表明，与安慰剂组的 72 名患者相比，使用右美托咪定组患者的谵妄时间减少了大约 1 天[34]。与其他药物相比，右美托咪定价格昂贵，已获得 ICU 使用许可；相反，可乐定非常便宜，尽管未被

COGNITIVE CHANGES AFTER SURGERY IN CLINICAL PRACTICE

许可用于患者镇静，但在英国仍作为静脉推注或输注药物被广泛用于躁动管理[35]。

其他药物

许多用于危重症患者的药物具有抗胆碱能特性，包括甲氧氯普胺、雷尼替丁、茶碱、呋塞米、地高辛和止痛药①（尽管疼痛是谵妄的危险因素）。

鉴于大脑乙酰胆碱减少是炎症反应诱发谵妄的最终共同通路的假说，从生物学角度而言，抗胆碱能药物貌似是谵妄的一个危险因素。尽管抗胆碱能药物与谵妄之间的关系尚未被证实，但考虑到危重疾病中药物治疗常会变动，良好的临床实践就是要检查所有药物以便停止任何不必要用药[36]。

关于类固醇和谵妄之间的联系也尚无定论[37]。在地塞米松用于心脏外科

---

① 作者注：https://www.drugs.com/article/anticholinergic-drugs-elderly.html#drug-list.

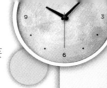

（Dexamethasone for cardiac surgery，DECS）手术的单中心亚组研究中，地塞米松和安慰剂对 ICU 患者谵妄的预后并无差异[38]。最近的一项对照研究发现败血症患者使用氢化可的松可降低谵妄的发生率，尽管在谵妄评估项目的数量方面存在一些问题[39]。总的来说，目前没有足够依据证明类固醇能促使谵妄或能预防谵妄的发生。考虑到类固醇药物的不良反应，临床医师应依据循证指征将类固醇作为备选治疗方案。

药物治疗

作为一种单独的治疗方法或作为镇静药物的辅助手段，药物治疗可能对控制躁动症状非常有效。但是迄今为止，没有任何一种药物可明确降低危重症患者的谵妄发生率。处理谵妄引起的躁动时，首选药物是抗精神病药物。

氟哌啶醇

氟哌啶醇是一种丁苯酮，其主要作用为

拮抗多巴胺，是唯一一种可以静脉给药的抗精神病药物，也是 ICU 中用于谵妄预防和治疗时使用最多、研究最多的抗精神病药物。在英国，尽管静脉使用尚未经许可，氟哌啶醇仍是最常用和最有效的预防和治疗谵妄的药物[40]。一项双盲随机对照试验显示，氟哌啶醇与安慰剂相比，并未减少危重症患者谵妄的发生，但氟哌啶醇治疗的患者躁动的发生显著减少[41]。心电图 QT 间期延长的患者因其存在尖端扭转型室性心动过速的潜在风险，应禁用氟哌啶醇，并需要监测心电图变化。此外，氟哌啶醇也是帕金森病的禁忌药物。氟哌啶醇主要经肝脏代谢，有较低的概率可能引起抗精神病药物恶性综合征。

抗精神病药物恶性综合征是一种罕见的、可能致命的不良反应，通常通过临床表现即可得出诊断，患者典型表现为肌强直、高温和自主神经调节障碍[42]，血液学检查显示肌酸磷酸激酶水平升高和白细胞增多。抗精神

病药物恶性综合征可导致永久性神经损伤，也可导致帕金森症和认知功能障碍等后遗症。抗精神病药物恶性综合征以支持治疗为主，旨在控制肌强直和体温升高，并预防相关并发症（如呼吸衰竭、肾衰竭）的发生。丹曲林的使用目前尚有争议。

氟哌啶醇通常缓慢静脉推注给药，如果可以肠内给药，那么优选不良反应较少的抗精神病药，如喹硫平或利培酮。目前临床上使用 2.5~5.0mg 的初始剂量，等待 30 分钟，必要时重复使用。对于临终关怀的患者，可以皮下使用，必要时可混合阿片类药物和止吐药于同一注射器中使用。

非典型抗精神病药物

"非典型"一词用于 20 世纪 90 年代以后生产的抗精神病药物，与多巴胺受体的结合比氟哌啶醇更松，更易解离，表现出高水平 5-HT 结合率。奥氮平是唯一一种可经胃肠外给药的抗精神病药物，临床用药方式为肌内注射。对于禁用氟哌啶醇的患者，或者一些静脉使用氟哌啶醇未经许可的单位，若此时患者出现症状，又恰巧不能肠内给药，使用奥氮平肌内注射将是非常好的选择。NICE 指南建议使用奥氮平治疗短期谵妄（NICE，2010）[43]。不过，美国疼痛、躁动和谵妄相关指南均指出目前使用非典型抗精神病药物的依据尚有限。

奥氮平的替代品是喹硫平和利培酮，迄今为止，尚无足够证据支持这两种药物用于预防或治疗谵妄。然而，最近一项关于姑息治疗的研究发现服用抗精神病药物（利培酮或氟哌啶醇）的患者，其谵妄相关痛苦行为、交流和感知症状要比服用安慰剂的患者严重得多[44]。

抗胆碱酯酶和抗感染药物

鉴于谵妄的终末共同通路理论，即多巴胺超载和相对胆碱能缺乏状态，我们有理由认为抗胆碱酯酶药物利斯的明可以作为 ICU

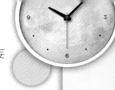

治疗谵妄的有效药物。然而，一项原定 440 名患者参与的多中心试验，在纳入 104 名患者时就终止了试验，因为利斯的明组死亡率增加且谵妄持续时间延长。因此，不推荐对危重症患者使用利斯的明[45]。

辛伐他汀具有显著抗感染特性。然而，一项针对机械通气患者的研究发现，与安慰剂组相比，辛伐他汀治疗组脑功能障碍（昏迷或谵妄）的持续天数并未减少[46]。若已经服用他汀类药物的患者在重症监护中停药，则可能面临发生谵妄的风险[47]。如果患者的肝功能尚可，且未在服用胺碘酮和大环内酯类抗生素等其他可与他汀类药物发生相互作用的药物，应继续服用他汀类药物。

其他考虑因素

患者及家庭

告知危重症患者的家属关于谵妄的相关

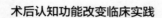

信息十分重要，目睹自己亲人或朋友发生谵妄是一件极为痛苦的事情[①]。

许多情况下谵妄可表现为恐怖的幻觉等一些精神错乱症状，而且患者往往能够记住幻觉中出现的各种细节。当谵妄持续存在时，与患者谈论他们的妄想和幻觉，对患者来说是有一定帮助的，可以问患者"发生了什么奇怪的事情吗？"此外，谵妄很容易被误认为是抑郁症，因此注意不要漏诊[48]。一旦谵妄症状消失，可以与患者公开谈论谵妄相关的话题，并询问他们是否曾发生感知障碍。但同时也应该知道一些患者是不愿去谈论那些幻觉的。一些出院患者经常去 ICU 随访门诊谈论或是想了解他们在发生危重症这段时间的经历，医务人员可以趁此机会与患者重复谈论有关谵妄的一些话题。

---

① 作者注：从网站 www.icusteps.org 可以免费下载一些谵妄相关资讯，该网站是重症监护患者支持慈善机构 ICU steps 的网站。

有研究拟探讨谵妄是否与重症监护治疗相关创伤后应激障碍存在直接联系，但是至今尚缺乏有力证据[49]。如果患者表现为痛苦或沮丧，或有创伤后应激障碍的症状，或在所有医疗和药物干预后谵妄仍持续存在，则可将他们转诊到医院联络的精神病服务中心，这对他们是有益的。

结论

掌握谵妄的诊断标准和危险因素将有助于迅速识别和管理谵妄，从而提高医疗质量，避免远期不良后果。在评估患者时，医务人员需时刻警惕谵妄的发生，同时注意降低谵妄风险，并积极治疗谵妄的病因。需要针对谵妄诱发事件与应对策略，为重症监护患者制订个体化管理方案①。

---

① 作者注：老年住院患者的视频摘要可访问：https://www.youtube.com/watch?v=qmMYsVaZ0zo，相关其他信息和资源可访问：www.icudelirium.org。

COGNITIVE CHANGES AFTER SURGERY IN CLINICAL PRACTICE

COGNITIVE CHANGES AFTER SURGERY IN CLINICAL PRACTICE

参考文献

[1] MEHTA S, COOK D, DEVLIN J W, et al.Prevalence, risk factors, and outcomes of delirium in mechanically ventilated adults.Crit Care Med, 2015, 43: 557-566.

[2] PANDHARIPANDE P P, GIRARD T D, JACKSON J C, et al.Long-term cognitive impairment after critical illness.N Engl J Med, 2013, 369: 1306-1316.

[3] VASILEVSKIS E, HOLTZ C, GIRARD T, et al. The cost of delirium in the intensive care unit: attributable costs of care intensity and mortality [abstract].J Hosp Med, 2015, 10 (Suppl 2), 2017.

[4] BARR J, FRASER G L, PUNTILLO K, et al.American College of Critical Care Medicine. Clinical practice guidelines for the management of pain, agitation, and delirium in adult patients in the intensive care unit.Crit Care Med,

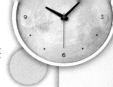

2013，41（1）：263-306.

[5] CEREJEIRA J，NOGUEIRA V，LUÍS P，
et al.The cholinergic system and inflammation：
common pathways in delirium pathophysiology.J
Am Geriatr Soc，2012，60：669-675.

[6] TRZEPACZ P T.Is there a final common neural
pathway in delirium? Focus on acetylcholine and
dopamine.Semin Clin Neuropsychiatry，2000，
5（2）：132-148.

[7] GUNTHER M L，MORANDI A，KRAUSKOPF
E，et al.VISIONS Investigation，VISualizing
Icu SurvivOrs Neuroradiological Sequelae.The
association between brain volumes，delirium
duration，and cognitive outcomes in intensive
care unit survivors：the VISIONS cohort magnetic
resonance imaging study.Crit Care Med，2012，
40（7）：2022-2032.

[8] STAGNO D，GIBSON C，BREITBART W.The
delirium subtypes：a review of prevalence，

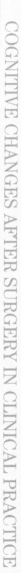

phenomenology, pathophysiology, and treatment response.Palliat Support Care, 2004, 2: 171-179.

[9] PETERSON J F, PUN B T, DITTUS R S, et al.Delirium and its motoric subtypes: a study of 614 critically ill patients.J Am Geriatr Soc, 2006, 54: 479-484.

[10] BOETTGER S, NUÑEZ D G, MEYER R, et al. Brief assessment of delirium subtypes: psychometric evaluation of the delirium motor subtype scale (DMSS) -4 in the intensive care setting.Palliat Support Care, 2017, 15: 535-543.

[11] ELY E W, MARGOLIN R, FRANCIS J, et al.Evaluation of delirium in critically ill patients: validation of the confusion assessment method for the Intensive Care Unit (CAM-ICU) .Crit Care Med, 2001, 29 (7) : 1370-1379.

[12] BERGERON N, DUBOIS M J, DUMONT M, et al.Intensive care delirium screening checklist: evaluation of a new screening tool.Intensive Care

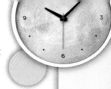

Med，2001，27（5）：859-864.

[13] PATEL S B，POSTON J T，POHLMAN A，et al.Rapidly reversible，sedation-related delirium versus persistent delirium in the intensive care unit. Am J Respir Crit Care Med，2014，189：658-665.

[14] HAN J H，WILSON A，VASILEVSKIS E E，et al.Diagnosing delirium in older emergency department patients：validity and reliability of the delirium triage screen and the brief confusion assessment method.Ann Emerg Med，2013，62（5）：457-465.

[15] O'REGAN N，RYAN D J，BOLAND E，et al.Attention!A good bedside test for delirium？ J Neurol Neurosurg Psychiatry，2014，85：1122-1131.

[16] VAN DER KOOI A W，SLOOTER A J C.EEG in delirium：increased spectral variability and decreased complexity.Clin Neurophysiol，2014，125（10）：2137-2139.

COGNITIVE CHANGES AFTER SURGERY IN CLINICAL PRACTICE

[17] VAN DER KOOI A W, ZAAL I J, KLIJN A F, et al.Delirium detection using EEG: what and how to measure.Chest, 2015, 147: 94-101.

[18] GREEN C, HENDRY K, WILSON E S, et al.A novel computerized test for detecting and monitoring visual attentional deficits and delirium in the ICU.Crit Care Med, 2017, 45: 1224-1231.

[19] HEIN C, FORGUES A, PIAU A, et al.Impact of polypharmacy on occurrence of delirium in elderly emergency patients.J Am Med Dir Assoc, 2014, 15: 850, e11-e15.

[20] SIDDIQI N, HARRISON J K, CLEGG A, et al.Interventions for preventing delirium in hospitalised non-ICU patients.Cochrane Database Syst Rev, 2016, 3: CD005563.https: //doi. org/10.1002/14651858.CD005563.pub3.

[21] SCHWEICKERT W D, POHLMAN M C, POHLMAN A S, et al.Early physical and

occupational therapy in mechanically ventilated, critically ill patients: a randomised controlled trial.Lancet, 2009, 373: 1874-1878.

[22] WHITEHOUSE T, SNELSON C, GROUNDS M.Intensive Care Society review of best practice for analgesia and sedation in the Critical Care.2014.https: //www.ics.ac.uk/ICS/guidelines-and-standards.aspx.Last accessed 11 Sept 2017.

[23] BARR J, FRASER G L, PUNTILLO K, et al.Clinical practice guidelines for the management of pain, agitation, and delirium in adult patients in the intensive care unit.Crit Care Med, 2013, 41 (1): 263-306.

[24] CELIS-RODRÍGUEZ E, BIRCHENALL C, DE LA CAL MÁ, et al.Clinical practice guidelines for evidence-based management of sedoanalgesia in critically ill adult patients. Federación Panamericana e Ibérica de Sociedades de Medicina Crítica y Terapia Intensiva.Med Intensiva, 2013,

COGNITIVE CHANGES AFTER SURGERY IN CLINICAL PRACTICE

37: 519-574.

[25] DAS-TASKFORCE 2015, BARON R, BINDER A, et al.Evidence and consensus based guideline for the management of delirium, analgesia and sedation in intensive care medicine. Revision 2015（DAS-guideline 2015）-short version.Ger Med Sci, 2015, 13: Doc19.

[26] VINCENT J L, SHEHABI Y, WALSH T S.Comfort and patient-centred care without excessive sedation: the eCASH concept.Intensive Care Med, 2016, 42（6）: 962-971.

[27] EVERINGHAM K, FAWCETT T, WALSH T. 'Targeting' sedation: the lived experience of the intensive care nurse.J Clin Nurs, 2014, 23: 694-703.

[28] SNEYERS B, LATERRE P-F, PERREAULT M M, et al. Current practices and barriers impairing physicians' and nurses' adherence to analgo-sedation recommendations in the intensive care unit -

a national survey.Crit Care，2014，18：655.

［29］SNEYERS B，LATERRE P F，BRICQ E，et al.What stops us from following sedation recommendations in intensive care unit？A multicentric qualitative study.J Crit Care，2014，29：291-297.

［30］ZAAL I J，DEVLIN J W，HAZELBAG M，et al.Benzodiazepine-associated delirium in critically ill adults.Intensive Care Med，2015，41：2130-2137.

［31］LONARDO N W，MONE M C，NIRULA R，et al.Propofol is associated with favorable outcomes compared with benzodiazepines in ventilated intensive care unit patients.Am J Respir Crit Care Med，2014，189：1383-1394.

［32］MO Y，ZIMMERMANN A E.Role of dexmedetomidine for the prevention and treatment of delirium in intensive care unit patients.Ann Pharmacother，2013，47：869-876.

[33] JAKOB S M, ROUKONEN E, GROUNDS R M, et al.Dexmedetomidine vs midazolam or Propofol for sedation during prolonged mechanical ventilation two randomized controlled trials. JAMA, 2012, 307（11）: 1151-1160.

[34] READE M C, EASTWOOD G M, BELLOMO R, et al.Effect of Dexmedetomidine added to standard care on ventilator-free time in patients with agitated delirium: a randomized clinical trial. JAMA, 2016, 315: 1460-1468.

[35] RICHARDS-BELLE A, CANTER R R, POWER G A, et al.National survey and point prevalence study of sedation practice in UK critical care.Crit Care, 2016, 20: 355.

[36] WOLTERS A E, ZAAL I J, VELDHUIJZEN D S, et al.Anticholinergic medication use and transition to delirium in critically ill patients: a prospective cohort study.Crit Care Med, 2015, 43: 1846-1852.

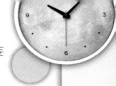

[37] SCHREIBER M P, COLANTUONI E, NEUFELD K J, et al.Comparing analyses of corticosteroids and transition to delirium in critically ill patients.Intensive Care Med, 2017, 43: 1933-1935.

[38] DIELEMAN J M, NIERICH A P, ROSSEEL P M, et al.Dexamethasone for cardiac surgery study group (2012) intraoperative high-dose dexamethasone for cardiac surgery: a randomized controlled trial.JAMA, 2012, 308: 1761-1767.

[39] DIDIER KEH, EVELYN TRIPS, GERNOT MARX, et al.Effect of hydrocortisone on development of shock among patients with severe SepsisThe HYPRESS randomized clinical.Trial JAMA, 2016, 316: 1775-1785.

[40] MACSWEENEY R, BARBER V, PAGE V, et al.A national survey of the management of delirium in UK intensive care units.QJM, 2010, 103: 243-251.

COGNITIVE CHANGES AFTER SURGERY IN CLINICAL PRACTICE

[41] PAGE V J, ELY E W, GATE S, et al.Effect of intravenous haloperidol on the duration of delirium and coma in critically ill patients（Hope-ICU）: a randomised, double-blind, placebo-controlled trial.Lancet Respir Med, 2013, 1: 515-523.

[42] ORUCH R, PRYME I F, ENGELSEN B A, et al.Neuroleptic malignant syndrome: an easily overlooked neurologic emergency.Neuropsychiatr Dis Treat, 2017, 13: 161-175.

[43] NATIONAL INSTITUTE FOR HEALTH AND CLINICAL EXCELLENCE.Delirium: prevention, diagnosis and management.NICE guideline（CG103）, 2010.

[44] AGAR M R, LAWLOR P G, QUINN S, et al.Efficacy of oral risperidone, haloperidol, or placebo for symptoms of delirium among patients in palliative care: a randomized clinical trial. JAMA Intern Med, 2017, 177: 34-42.

[45] VAN EIJK M M, ROES K C, HONING M L,

et al.Effect of rivastigmine as an adjunct to usual care with haloperidol on duration of delirium and mortality in critically ill patients: a multicen-tre, double-blind, placebo-controlled randomised trial.Lancet, 2010, 376: 1829-1837.

[46] PAGE V J, CASARIN A, ELY E W, et al.Evaluation of early administration of simvastatin in the prevention and treatment of delirium in critically ill patients undergoing mechanical ventilation (MoDUS): a randomised, double-blind, placebo-controlled trial.Lancet Respir Med, 2017, 5: 727-737.

[47] MORANDI A, HUGHES C G, THOMPSON J L, et al.Statins and delirium during critical illness: a multicenter, prospective cohort study.Crit Care Med, 2014, 42: 1899-1909.

[48] O'SULLIVAN R, INOUYE S K, MEAGHER D.Delirium and depression: inter-relationship and clinical overlap in elderly people.Lancet

Psychiatry, 2014, 1: 303-311.

[49] SVENNINGSEN H.Associations between sedation, delirium and post-traumatic stress disorder and their impact on quality of life and memories following discharge from an intensive care unit.Dan Med J, 2013, 60: B4630.

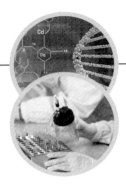

LEGAL ASPECTS
OF COGNITIVE
IMPAIRMENT

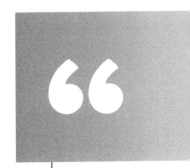

第七章
认知功能障碍的
法律问题①

格瑞·瑞克若夫②

① 作者注：本章列出了截至 2018 年 3 月 1 日，在英格兰和
   威尔士管辖范围内，司法部门对认知功能障碍相关问题的
   法律规定。
② 格瑞·瑞克若夫
   英国兰卡斯特约瑟夫·琼斯律师事务所
   邮箱：Gary.rycroft@jajsolicitors.co.uk
   http://www.jajsolicitors.co.uk
© 施普林格国际出版公司，隶属于施普林格自然（2018）
A Severn.Cognitive Changes after Surgery in Clinical
Practice，In Clinical Practice.
https://doi.org/10.1007/978-3-319-75723-0_7.

在现代医疗技术进步之前，以挽救生命为目的的治疗原则显得并没有那么复杂，如实施姑息治疗或尽可能延长患者生命，在那时看来再正常不过。然而，在当代医疗环境中，我们拥有了比父辈更多的"选择"。如今社会，死亡已被医学化，对"社会"的认知也不再局限于某一地理社区，而扩展至生命的终结。兰卡斯特大学存有伊丽莎白·罗伯茨口述的历史档案，该档案保存了20世纪70年代对1880年、1890年和1900年初出生并居住在普雷斯顿、兰卡斯特和巴罗居民的采访记录。故人已逝，但档案封存了他们在NHS建立之前对当时世界的回忆——旧时，社区内人与人之间相互照顾，互相走访。在英国，NHS的建立值得庆祝，然而，作为社会的一员，我们愈加依赖于NHS为我们所做的一切，却没有想过很多事情本应该是由公民自己去完成的。

现如今，我们认同患者应该能够对自己的治疗方案作出决定。然而，若患者发生精

神类疾病，认知功能因此损伤，则难以对治疗方案进行知情同意，这时，一些能够预测患者发生认知功能障碍性疾病的方法显得尤为重要。与患者谈论治疗方案的前提条件是患者心智能力正常，然而，对于许多突发急性医疗状况，患者将不能自主知情同意。预立医疗计划（Advance Care Planning，ACP）的提出，可在患者发生心智能力丧失时，确保医师和患者之间进行有效沟通。本章内容将对此进行讨论，但首先应思考一下，对于急症医疗情境中出现不同程度认知功能障碍的患者，相关法律流程应如何操作。希望以下内容能够帮助临床医师了解心智能力丧失患者在相关医疗实践中需履行的法律原则。

2005 年，心智能力法案（Mental Capacity Act，MCA）的第一节中论述了心智能力，即患者理解和同意诊疗的能力。MCA 是一个法律框架，其核心原则是：除非有其他证据，否则 16 岁以上的所有人均

185

被视为具有心智能力，被视为拥有自主决定权，并有权就其治疗问题进行咨询。MCA 的 5 项原则也可以这样阐述：

1. 所有 16 岁以上的人均具有心智能力。

2. 需要为那些可能缺乏心智能力的人提供决策支持。

3. 若一个人作出不明智的决定，并不一定意味着此人失去心智能力。

4. 为一个失去心智能力的人作出任何决定时，应秉持为其"最佳利益"着想的原则。

5. 如果要为失去心智能力的人作出相关决定，应坚持"可用选择中最低限制"原则。

心智能力的两阶段测试：什么是有效决策？

MCA 开展了一个"两阶段"测试，评估一个人是否具有作出特定决定权的心智能力：

1. 人的心智或大脑的功能是否有损害或紊乱？

2. 损害或紊乱是否足以使人无法作出决定？

关于测试的第二阶段，根据 MCA 的第 3（1）节，如果他们不能做到以下几点，则认为其无决策能力：

· 理解有关决策的信息。

· 在他们的脑海中保留这些信息。

· 使用或权衡信息作为决策过程的一部分或传达他们的决定（无论是口头还是任何其他方式）。

法默[1]在其著作《滑板上的爷爷》中用非技术性语言很好地解释了这个过程，并根据首字母缩写提出评估原则的简单记忆方法，即"URWC"（WC 为 toilet 的缩写，故可记忆为 U‐R‐toilet），分别由"理解（understand）""保留（retain）""评估（weigh up）""沟通（communicate）"的首字母组成。

COGNITIVE CHANGES AFTER SURGERY IN CLINICAL PRACTICE

"不明智"的决定

MCA 的原则为当 MCA 与家长主义理念冲突时，患者在法律上有权作出"不明智"的决定。对 MCA 的内容，尤其是对不明智决定的法定支持，是英国议会深思熟虑后的决策，也是对患者自主决定权的有力声明。其中不明智决定的法定支持，是英国议会有意背离家长主义、对自决权的大胆声明。在临床实践中，有关不明智决定的一些临床实例有：患者拒绝行手术治疗，虽然这样做的后果是威胁生命；患者决定出院回家，尽管这样无法保证良好的护理环境，并致患者处于一定风险中。关于不明智的决定，从本质上来讲，在法律方面至关重要的一点是，作出决定权的人能够理解、记忆与权衡一系列事实，并且传达自己基于这些事实作出的决定，即使其他人会根据同样的事实作出完全不同的决定——在他人看来风险较小。

此外，如果患者在心智能力正常时作出了不明智决定，倘若以后出现心智能力障碍，此前所做的一些决定不应该被忽视。在该种情况下，保证患者"最佳利益"原则应始终服从于患者在心智能力正常时作出的决定。

预立医疗计划：医疗、社会、道德和历史背景

当临床工作人员为认知功能障碍的患者决定最佳治疗方案时，常面临两难困境，这时我们提出一个新的概念——预立医疗计划。预立医疗计划可预估患者认知功能开始减退的时间，因此，在这一阶段患者可能无法主动决定其相关医疗问题。预立医疗计划实为一种患者向未来的自己和照护人员传递有关于他们愿意接受的照护模式的方法。

在进行预立医疗计划时，我们还需注意一点，没有人（无论是否有心智能力）会要求徒劳无益的治疗。预立医疗计划不是协助

COGNITIVE CHANGES AFTER SURGERY IN CLINICAL PRACTICE

自杀或死亡。在撰写本书时，英国议会和法院已经决定这种做法是违法的。

历史因素在预立医疗计划的道德规范中发挥了一定作用。纳粹的战争罪行，特别是以"医学研究"为名义进行的诸多暴行，引发了医疗护理中患者自主权这一概念的出现。现如今，我们非常理解并相信患者应该为自己做出相关医疗护理的决定，也在此背景下建立了临床"知情同意"原则。

以下是 2017 年 9 月 27 日英国天空新闻台的摘录：

最高法官敦促弱势群体、老年人或患者立生活遗嘱。

一位高级法官建议人们应该制订"生前预嘱"，以便在发生严重心智能力丧失相关疾病时能够表达意愿。高等法院弗朗西斯法官在家庭法律部门工作，他提出：相关部门应该开展一场运动，就生前预嘱进行宣教。如此，那些涉及到无行为能力或无精神能力的独身老人案

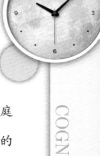

件就能解决了。这个想法源自与他在一次法庭旁听中听说一位低意识水平的老年人所经历的治疗。保护法庭负责审议有关缺乏作出自主决定权心智能力人的问题，弗朗西斯法官说："我们都应当制订生前预嘱，因为这将使这些案件更容易解决。而且，我们都应该鼓励解决这些问题。如果有宣教活动能促进人们了解生前预嘱，我相信大众会乐意参与。"弗朗西斯法官还表示，患者的家属与医院工作人员因过度治疗发生了"很大冲突"，并导致了"恐吓"和"护士伤心落泪"情形的发生，他对这个案件的描述为"非常非常悲伤"。

从本质上讲，预立医疗计划的目的在于预先为患者在缺乏心智能力而无法发言或作出决定的情况发生前做好相关准备。患者希望这些"瓶中信"能够帮助他们为自己未来的护理或医疗作出关键决策。因此，预立医疗计划也是一种帮助护理人员在患者丧失心智能力时能够听到他们真实感受的方法。目前已知有各种不同类型的预立医疗计划，其中一些具有法律约束力，另一些虽然不具备法律约束力，但应该被认为对未来照顾患者的任何人都具有说服力，并确实保证为患者作出"最佳利益"的选择。

鼓励患者就预立医疗计划进行对话是实际执行的第一步。鼓励患者与家属、护理人员谈论他希望未来接受的护理类型并不是一件坏事。另一些人则根本不愿意谈论未来想要接受的医疗照护，因为对他们来说是一个禁忌，对这部分人来说，未来他们获得的医疗护理是否真的是他们想要得到的，结果不得而知。正如老话所言——如无所求，则无所得。因此，我们希望有机会与患者进行交流，并依此建立具有法律依据的预立医疗计划。

预立医疗计划：法律框架 – 选择

健康与福利授权书的永恒效力

MCA 第 9 节至第 14 节扩大了一份名为

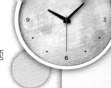

"持久授权书"（Lasting Power of Attorney，LPA）的法律文件的作用，并且第一次（2005年）任命一名律师来为健康与福利相关问题作出决定。在2005年法案颁布之前[①]，LPA仅适用于有关财务问题的一些决策。关于健康与福利的LPA是预先建立的，但只有当患者（捐赠者）被认为是无心智能力时才由律师激活，且在此之前不能由患者（捐赠者）自主激活。除LPA外，还可以根据"意愿信"或其他指导文件向律师提供有关健康和福利的LPA，以了解他们应如何履行职责。这些其他文件可以采取预先决定拒绝治疗决定或预先声明的方式。如果以适当的方式进行准备，预先拒绝治疗的决定本身即具有法律约束力。而预先声明本身并不具有法律约束力，但在代表客户作出任何"最佳利益"决定时显得尤其重要。

[①] 作者注：讽刺的是，此法案在2007年才生效。

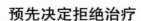

预先决定拒绝治疗

MCA 2005 的第 24 节至第 26 节规定了有效预先决定拒绝治疗（Advance Decision to Refuse Treatment，ADRT）的相关要求。ADRT 是一份具有法律约束力的文件，其中规定了患者希望代表他们拒绝接受治疗的一些情况。ADRT 具有法律约束力，因此未来任何照顾患者的医疗专业人员都必须遵守。如果患者明确表示他不想在某些情况下冒险接受某些治疗，在违反这些意愿的情况下进行治疗将构成攻击行为。例如，一位希望避免输血的耶和华见证人（一类拥有宗教信仰的人）将签署一份特别形式的同意书，以表明其拒绝输血是因为其强烈的宗教信念。这种形式事实上是关于输血特定治疗相关 ADRT，如果临床医师未能注意到这项协议其行为也将被认为是攻击行为。

根据相关法律规定，ADRT 的有关注意事项如下：

·ADRT 仅适用于 18 岁以上人群。

·患者必须有能力制订 ADRT。

·ADRT 应在患者丧失心智能力时启用。

·ADRT 可以用俗语表达相关意愿（当然，措辞越准确，解释的空间越小）。

·ADRT 应以书面形式，并进行见证——全部或部分 ADRT 的撤销不必采用书面形式。

·制订健康与福利 LPA 会自动撤销先前的 ADRT。

预先声明

预先声明（Advance Statement，AS）是一份列出个人对未来医疗偏好的文件，不具有法律约束力，可以涵盖从首选医疗设施到食物和饮料偏好及精神信仰等任何问题。虽然 AS 不具有法律约束力，但在为相关无行为能力人作出决定时，显然具有高度参考性，参照 MCA 的 5 项原则，这样的决定必须符合"最佳利益"。患者的"最佳利益"是什么，这是一个客观的测试（是临床工作人员的观点，除非患者有明确的证据可以将其转化为主观测试），而患者若想将自己的证据带入其"最佳利益"决策，一种显而易见的方法就是作出 AS。

健康与福利（LPA、ADRT）

就文件而言，健康与福利 LPA 优先于 ADRT。早于健康与福利 LPA 之前的任何 ADRT 将都被认为是无效的，因此，解决方案是优先制订健康与福利 LPA，在此之后，再重新签署 ADRT。这样，健康与福利 LPA 将优先于 ADRT。

拒绝心肺复苏

根据（英国）心肺复苏委员会的统计，在英国，只有不到 10% 的人在医院外进行心肺复苏，并且这些数字仅略高于医院人群（10%~20%）。

2014 年，中级法院在 Tracey 诉剑桥大学医院 NHS 及其他机构[2] 的裁决中裁定，除特殊情况外，应提前就拒绝心肺复苏（Do Not Attempt Cardiopulmnary Resuscitation,

DNACPR）决定咨询患者。换句话说，医师不能在没有事先与患者讨论的情况下将患者"标记"为"DNACPR"。如果健康与福利LPA允许，健康与福利LPA下的律师可以代表无行为能力的捐助者作出这样的决定，也就是如果捐助者无法选择所谓的"选项A"，那么律师可以作出关于拒绝维持生命治疗的决定。

没有人会主动要求徒劳无益的医疗，医师可以明确表示，心肺复苏和其他临终医疗处理将是徒劳的，可以不实施。1993年，在Airedale NHS诉Bland一案的判决[3]及一系列涉及耶和华证人的案件中，也维护了患者对医疗说"不"的合法权利。当然，对于有能力说"不"的人来说，这是可以接受的。是否对心智能力障碍的人施行心肺复苏，则由其医师决定，除非他们已经制订了健康与福利LPA，并与他们的律师讨论过相关问题，或者制订了健康与福利LPA且已经制订ADRT。

许多患者会惊讶地发现，常用的"近亲"这一称呼在法律上并没有决定权，在法律上没有人有权决定另一个人的健康和福利。而患者确保其所选之人能够为其作出决定的唯一万全策略是制订健康和福利 LPA。

如果对缺乏心智能力的患者作出"最佳利益"决定，手术团队有哪些保障措施呢？LPA 及 LPA 制订律师对其所作出的解释，可能已经足够。但如果仍有疑问，临床医师可以拨打额外服务热线，如独立心理能力声明（Independent Mental Capacity Advocacy，IMCA）服务，可在 24 小时内提供相关服务咨询。IMCA 的成员可代表缺乏心智能力的患者在临床医师的要求下作出相关决定，他们不是法律专业人员，但都接受过法律方面相关培训。

临床医师，手术能力和手术知情

由此可见，当无足够心智能力的患者需

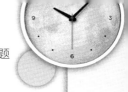

要接受手术治疗时，医疗团队获取手术知情同意将承担诸多责任。虽然当患者需要行挽救生命的急诊手术时，手术团队可以暂不考虑患者是否有足够心智能力。然而大多数决定并非指以上情境。例如，通常髋部骨折后24~48小时均有机会进行手术，理论上手术团队有时间查明患者是否有 LPA 或 ADRT；肠癌患者的长时间手术计划为手术团队提供了更长时间为此进行准备。手术团队寻求此类文件存在的过程实际上也遵守了"心智能力法案"相关要求。相反，如果临床医师没有事先查询患者是否具有 LPA 或 ADRT 等文件，而试图忽视患者在 ADRT 中表达的意愿，该医师的行为可能会被视为违法。实际上，外科团队成员将 LPA 或 ADRT 查询视作办理入院或术前准备过程的标准环节是非常明智的，如先查询患者相关病史或医疗信息一样。

外科团队有责任了解法律内容的更新，这些变化有效削弱了团队做出代理式或家长式决策的能力。值得注意的是，这些变化已在现代医学院校课程中得到认可。

参考文献

[1] FARMER T.Grandpa on a skateboard：the practicalities of assessing mental capacity and unwise decisions.Gorleston，UK：Rethink Press，2016.

[2] R（Tracey） v Cambridge University Hospital NHS Foundation Trust and others[2014]EWCA Civ 822R.

[3] Airedale N.H.S.Trust v Bland[1993]A.C.789 House of Lords.

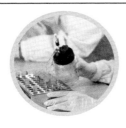

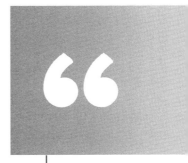

HWA MEI HOSPITAL,
UNIVERSITY OF
CHINESE ACADEMY
OF SCIENCES

附录
中国科学院大学
宁波华美医院
简介

中国科学院大学宁波华美医院（宁波市第二医院），1843 年由美国基督浸礼会传教士马高温兴办，迄今有 175 年历史，是中国最早建立的西医医院之一。医院综合实力及各专科诊疗技术在浙东地区位居前列，是集医疗、教学、科研、预防、保健于一体的现代化三级甲等综合性医院，现为多家医学院校教学医院，是首批国家级住院医师规范化培训基地、国际 SOS 紧急救援中心网络医院，具有重要影响力。

医院坚持"科教兴院、人才强院"战略，加大科研和人才培养力度，为提升医院核心竞争力打下基础，大力推进"名医、名科、名院"建设，持续推进内涵式高质量发展。从落实核心制度、规范服务行为、到多部门合作进行各类培训、演练和督查。尤其把好手术医师资格准入、术前讨论、分级审批、安全核查及风险评估关，持续改进医疗质量。

　　医院配套建有中国科学院大学宁波生命与健康产业研究院及临床医学院，已组建多个高水平研究团队，近三年来获国家自然科学基金、省自然科学基金项目数、SCI论文收录、获批专利等总量均于宁波市内领先。

　　展望未来，我们将以更加严谨求实的科学精神、求真务实的进取精神、爱岗敬业的奉献精神，开拓创新，团结奋进，朝着"百姓首医、国内名院"的目标努力前行。

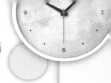

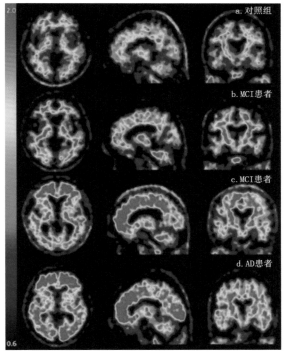

彩插 1 淀粉样蛋白（^{18}F florbetapir）PET 成像，从左到右依次显示矢状和冠状脑显像。正常对照组 a 和 MCI 患者 b 的扫描结果显示为阴性；另一名 MCI 患者 c 和阿尔茨海默病患者 d 的扫描结果显示为阳性（图 1.1）

[许可转载：*Eur J Nucl Med Mol Imaging*，2012，39（4）：621-631.doi：10.1007/s00259-011-2021-8. Epub 2012 Jan 18.]

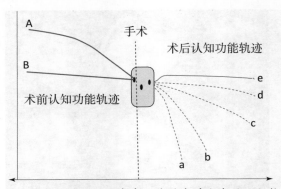

此图展示了一名患者可能的术前和术后认知轨迹。曲线 A 说明患者在手术前经历认知功能衰退，相反，曲线 B 代表具有相对稳定认知功能的患者。图中有多个术后轨迹曲线（a~e 都有可能）。在患者 A 中，曲线 a 代表认知功能的加速衰退，曲线 b 代表术前趋势的延续，曲线 c 意味着认知功能衰退的减缓，甚至是改善。患者 A 在术前认知功能轨迹未知的情况下，曲线 a~c 都可以被解释为 POCD。对于患者 B，曲线 c 表示 POCD，曲线 d 表示认知功能较术前无改变，曲线 e 代表认知功能改善。值得注意的是，曲线 c 对患者 A 可以理解为相对认知功能改善，对患者 B 可以理解为相对认知功能衰退。因此了解个体的术前认知功能轨迹非常重要。

彩插 2　术前和术后认知功能轨迹（图 3.1）

（许可转载：AVIDAN 和 NADELSON）[5]